Droit à l'erreur,
devoir de transparence

Professeur Éric Vibert
avec Benjamin Peylet

Droit à l'erreur, devoir de transparence

Une révolution médicale nécessaire

Préface de Cynthia Fleury

Éditions de
L'Observatoire

ISBN : 979-10-329-0876-1
Dépôt légal : 2021, février

170 *bis*, boulevard du Montparnasse, 75014 Paris

À l'inconscience…

Préface

Tous ceux qui ont été plus que malades, atteints du cancer notamment, le savent : la qualité de relation avec le médecin oncologue est déterminante. Du moment où « l'annonce » est faite à la traversée de l'épreuve, jusqu'à la rémission ou jusqu'à l'impossible rémission, ce qu'il nous dit, nous explique, la manière avec laquelle il prend soin de vérifier notre consentement, notre compréhension du mal et de ce qu'il est possible de faire, son engagement à partager avec nous la fonction soignante, tout cela compte autant que sa technicité, parce que nous ne sommes pas seulement « objets de soin », mais « sujets de soin ». Éric Vibert est de cet acabit-là. Passionné par la connaissance, toutes les nouvelles techniques chirurgicales, les testant souvent de manière pionnière, ayant mis en place une chaire au service du bloc opératoire augmenté, il est également passionné par l'humain, tout simplement : ses patients, avec lesquels il conquiert de nouveaux territoires pour la guérison en général. Il faut créer cette complicité et user de tout son talent pour trouver dans le patient l'autre grand acteur du traitement thérapeutique.

Mais la mise en place d'une fonction soignante en partage ne s'arrête nullement au binôme médecin-patient. C'est tout le dispositif du soin, tout le cycle pré-op/per-op/post-opératoire qu'il faut interroger, l'anthropologie du bloc opératoire qu'il faut aller sonder, la manière dont nous enseignons aux futurs médecins et chirurgiens, comment nous impliquons les internes de façon responsable, le plus en amont possible, comment nous partageons avec l'ensemble des soignants, infirmiers en tête, et ces autres soignants que sont les familles, les proches du malade. Premier acte de cette révolution culturelle du soin et de la prise en considération des humanités scientifiques : la compréhension de ce qu'est une erreur médicale. Éric Vibert ouvre ses pages sur l'une d'entre elles, la sienne, qu'il décrit au scalpel, et qui eut lieu en pleine opération d'un foie. Il lui fallait poser un « lac », une pièce de tissu stérile.

Là, tout s'enchaîne, l'opération bégnine se meut en pluri-opérations et plus d'une dizaine de jours d'hospitalisation. « Le lac est un grand œil tranquille. Le lac prend toute la lumière et en fait un monde, écrit Bachelard, grand théoricien de l'épistémologie des sciences et de la poétique matérielle. [...] Près du lac, on comprend la vieille théorie physiologique de la vision active. » L'apprentissage de la vision active, c'est aussi ce que va faire Vibert en se repassant, cent fois, la scène dans la tête. Puis, ensuite, à l'aide d'une caméra. Que s'est-il donc passé ? Quelle a été l'erreur ? Comment comprendre cet enchaînement d'« événements indésirables » ?

La volonté de comprendre, il l'a, mais il se heurte à autre chose. Car les premiers à tenir à distance l'enseignement des erreurs, la transparence à ce sujet, sont les soignants eux-mêmes. Certes, il faut l'humilité, mais il faut aussi le courage d'affronter ses manquements, et l'intelligence de l'institution pour prendre en considération cet apprentissage, ne pas chercher les coupables, mais tout faire pour que cela ne se reproduise pas. « C'est à cette occasion, écrit Vibert, face à la détresse d'une patiente qui subissait une erreur médicale de mon fait, qu'il m'est apparu que notre rapport à l'erreur devait impérativement changer. Je le lui devais, à elle. Je le devais aussi à mon éminent collègue, qui avait visiblement incorporé dans sa pratique une erreur potentiellement dangereuse, sans même s'en rendre compte puisque, par chance, aucun de ses patients n'avaient eu à en subir les conséquences (du moins pas que je le sache, et pas que ce vieux sage le sache, surtout). Je le devais encore à l'équipe qui m'avait assisté dans cette opération, car on n'est jamais seuls dans ces cas-là [...]. Mon équipe avait assisté à toute la scène. Ils avaient entendu cette histoire de lac. Eux aussi auraient pu intervenir à ce moment. Bref, je le devais à tout le monde. Tout le monde, dans le milieu de la chirurgie, gagnerait à connaître mon erreur. »

C'est sans doute ici que la frontière entre erreur et faute se fonde. Si l'erreur est humaine, la faute est inhumaine au sens où elle aurait pu ne pas advenir, et qu'elle résulte souvent d'un aveuglement vis-à-vis des enseignements de l'erreur. Quel est le statut épistémologique de l'erreur ? Comment participe-t-elle de toute recherche et de toute pratique ? Comment la dépasser ? Comment transmettre une culture qui sache les identifier de façon didactique et non morale ? Ce sont là des actes de maturité et de responsabilité pour la médecine, mais aussi des enseignements précieux pour comprendre le statut épistémologique de la science, de façon plus générale, comment elle travaille intrinsèquement avec les notions d'incertitude, de risques, d'erreurs, de *work in progress*. Il ne s'agit donc pas seulement, ici, de passer au crible l'anthropologie du bloc opératoire, il s'agit également d'en sortir, et de comprendre que les règles qui y prévalent existent dans la société et nous rendent tout aussi immatures face à ce qui nous échappe et résiste à nos manières de faire, pas encore assez aguerries. « On veut toujours que l'imagination soit la faculté de former des images, écrivait Bachelard pour décrire la formation de l'esprit scientifique. Or elle est plutôt la faculté de déformer les images fournies par la perception, elle est surtout la faculté de nous libérer des images premières, de changer les images. S'il n'y a pas changement d'images, union inattendue des images, il n'y a pas imagination. » Et il est clair qu'au bloc, en plein cœur de l'urgence et de la lutte pour la vie, la fonction quasi automatique de l'intelligence, celle du geste qui ne se pense plus, doit sans cesse se conjuguer avec la fonction d'inhibition cognitive, qui vient stopper la vitesse comme pour mieux la redéployer. Cette gymnastique mentale est épuisante, harassante pour les équipes. Mieux vaut l'assumer à plusieurs pour éviter l'érosion et le découragement. « Il est plus difficile de désagréger un préjugé qu'un atome », attribue-t-on à Einstein.

Dans son ouvrage, Éric Vibert, PU-PH de son état, dresse également le portrait de grandes figures professorales et *mandarines*, nullement anodines. Car si la culture de la sécurité, en apprenant à décrypter et partager les erreurs médicales, est à ce point freinée, ces derniers ont leur part de responsabilité. Je vous laisse découvrir ces visages, masculins, qui rivalisent d'ego et de certitudes, tout en étant aussi de vrais experts, mais qui manquent parfois, souvent, cette dernière marche de la sagesse, qui consiste à comprendre la positivité de l'erreur et surtout la reconnaissance des compétences complémentaires des autres acteurs du soin et du bloc.

Je crois que nous avons là une parole puissante, d'une rare honnêteté intellectuelle certes, mais aussi d'un engagement disciplinaire totalement pertinent. Épistémologie et éthique marchent ensemble, la seconde n'étant pas le supplément d'âme de la première, mais précisément une manière de penser le monde, de le modéliser et de mobiliser la part des acteurs en fonction. Il faut lire ces pages où Vibert parle de « l'effet tunnel » qui peut tous nous piéger, l'ampleur de nos biais cognitifs si intelligents et bien intentionnés soyons-nous, ou encore celles-ci où il narre son échange avec des mathématiciens pour saisir le pourquoi et le comment de ses erreurs conceptuelles, notamment au sujet de l'hémodynamique, parce qu'il s'est trop fié à son intuition, qui dans d'autres moments, continuera néanmoins à le guider avec succès.

D'autres grands territoires techniques se sont heureusement saisis du droit à l'erreur, de son partage, de la prise en considération continuelle de ses retours d'expérience. Le monde de l'hôpital et de la chirurgie notamment, bien évidemment. Mais ne croyons pas que le combat soit banalisé. Il n'est jamais simple d'accepter ses erreurs, de les décrypter avec autrui. Il faut s'y entraîner, avec fraternité et rigueur.

Cynthia Fleury
Professeur titulaire de la chaire Humanités et santé
au Conservatoire national des arts et métiers,
titulaire de la chaire de Philosophie à l'hôpital du GHU
Paris Psychiatrie et Neurosciences.

Le lac et le brocoli

Un foie, c'est comme un brocoli : de grosses branches principales qui se subdivisent et se subdivisent encore pour obtenir une organisation fractale, compacte et finalement trompeuse, puisqu'on le croirait à première vue fait d'un seul bloc homogène. Or, il n'en est rien, et c'est ce qui peut le rendre compliqué à opérer, car il faut préserver à tout prix cette organisation. Si on cherche à en enlever une certaine partie, qui dépend d'une certaine branche, il faut toujours éviter d'endommager la branche d'à côté. Ce serait inutile et dommageable. Posez votre brocoli sur une planche à découper. Sur celui-ci : une fleurette jaunie et disgracieuse en surface, que vous ne souhaitez pas servir à vos convives. Comment vous y prendre ? Certainement pas en tranchant dans le vif, de haut en bas avec un hachoir. Vous le saisirez plutôt délicatement entre vos doigts afin de repérer la branche qui soutient cet endroit du feuillage bien peu appétissant, et vous la couperez, elle et elle seule, avec un petit couteau d'office. Pas de raison d'en enlever plus, le reste est succulent. Le foie, c'est comme un brocoli.

Il y a des raisons anatomiques à cela, bien sûr. Chaque pédicule (les branches principales) contient une artère et une veine porte qui assurent l'irrigation sanguine de l'organe et un canal biliaire qui en extrait la bile. La bile, produite dans le foie, circule des branches vers le pied pour s'évacuer dans le tube digestif. Le sang, poussé par le cœur dans les vaisseaux, monte du pied vers les branches par la veine porte et l'artère hépatique. Ainsi, le foie bénéficie d'une double vascularisation : du sang artériel, qui passe dans l'artère hépatique, et du sang veineux, qui passe dans la veine porte. Le sang veineux provient du tube digestif et contient tous les nutriments de la digestion. Si on opère proprement, voilà tout ce qu'il faudra occlure (« refermer », en langage chirurgien) : une branche avec ses trois canaux. En revanche, si on taille sans prendre garde, sans avoir correctement identifié la branche à sectionner, on coupera inutilement ces précieux conduits.

En 2015, j'ai dû opérer un jour une jeune femme pour un adénome hépatique, une tumeur du foie au potentiel dégénératif plutôt faible. Ce n'est pas un problème très grave et, à vrai dire, la question de l'opportunité d'une opération se posait. La patiente était en bonne santé, l'adénome avait été détecté complètement par hasard et l'analyse de l'imagerie avait conclu à une tumeur bénigne. Le principal risque dans ce genre de cas est la complication hémorragique : l'adénome se met à saigner et voilà qu'il faut opérer en urgence, parfois dans de mauvaises conditions, en particulier quand la patiente est enceinte. Il y a une raison à cela : l'adénome se nourrit des œstrogènes, des hormones produites en quantité par les ovaires. La grossesse s'accompagnant de modifications hormonales importantes, ce sont surtout les risques de rupture lors d'une grossesse qui inquiètent les médecins, au point que, pendant des années, on a systématiquement opéré les adénomes repérés chez les femmes susceptibles d'être enceintes un jour ou l'autre, par crainte que la rupture ne se produise à ce moment-là, avec des risques accrus à la fois pour la mère et pour le fœtus. Aujourd'hui, cette attitude systématique est remise en question.

Comme cette jeune femme en pleine possession de ses moyens avait la vie devant elle et probablement le désir de concevoir et de contrôler d'ici là sa fertilité, il paraissait sensé de la débarrasser de cette épée de Damoclès (même si, à ce stade, il s'agissait davantage d'un canif que d'un glaive grec). L'adénome était bien caché à l'intérieur du brocoli. Il mesurait plus de cinq centimètres, mais je pouvais tout de même l'extirper sans avoir à tout ouvrir. Autrement dit, je pouvais opérer par cœlioscopie, ce qui consiste à pratiquer la plus petite ouverture possible dans l'abdomen pour enlever l'adénome. La chirurgie du foie sous cœlioscopie implique de gonfler le ventre avec du gaz carbonique pour créer de l'espace, puis d'introduire une petite caméra, dont je surveillerais le flux vidéo sur un écran, et les quelques micro-outils qui me permettraient d'agir. L'avantage de ce mode opératoire est qu'il réduit beaucoup la durée de convalescence ; on s'en remet bien plus vite. De plus, il évite les grosses cicatrices.

C'était donc une opération prophylactique, même si elle restait mini-invasive. Je ne prévoyais pas de complications durant l'opération. Je suis allé voir ma patiente la veille comme je le fais toujours, afin de lui expliquer de mon mieux ce que j'allais faire. Ce n'est pas toujours facile de parler technique aux patients, mais je crois que c'est important. J'ai même développé pour ça une application pour tablette et mobile, qui leur permet de visualiser tout le procédé, de comprendre exactement ce que je compte faire, et comment je procéderai pour y arriver. Dans le cas de cette jeune femme, j'ai justifié ma décision d'intervenir par le risque hémorragique, faible mais pas négligeable (de 5 à 10 % de chance), que j'avais calculé à partir de la taille et de la position de la tumeur. Elle comprit très bien, et pour cause : c'était une infirmière de l'hôpital, dans le service de soins palliatifs. Elle connaissait bien les risques et les enjeux, je n'avais aucune raison de ne pas me montrer d'une transparence parfaite.

L'opération s'est passée à merveille. Avec un œil sur l'écran de la caméra de la cœlioscopie et l'autre sur celui d'un échographe qui me permettait de me repérer dans ce voyage hépatique, j'avais localisé le pédicule qui m'intéressait, celui du segment 8. Restait à couper et occlure tout ça, ce qui n'est pas forcément le plus facile : il faut bien s'imaginer que dans le cas d'une cœlioscopie le chirurgien agit par l'intermédiaire d'un écran, ce qui lui fait perdre toute la sensation des trois dimensions, et que sa mobilité est réduite, les outils n'ayant qu'un très faible degré de liberté. Dans ces conditions, recoudre un tissu « à la main » serait une gageure. C'est bien pour ça qu'on utilise des agrafeuses automatiques, qui pincent, agrafent et coupent, tout en même temps. Mais avant de placer la pince, on doit poser ce qu'on appelle un lac, une pièce de tissu dont le rôle est de serrer le pédicule comme le ferait un lasso, de réduire son diamètre afin de faciliter le travail de l'outil suivant.

Je pose le lac, je tire, je ferme la pince. Mais dans la pince, je coince le lac. Je pouvais rouvrir la pince et recommencer. Mais, un collègue plus âgé, une sommité du domaine, bienveillante et auréolée du statut de grand chirurgien reconnu, est passé par hasard dans ma salle d'opération à ce moment-là et m'a dit : « Ce n'est pas grave, ça m'est déjà arrivé plusieurs fois. » J'analyse la situation. Seul un tout petit bout du tissu est coincé. C'est un tissu stérile. J'écoute le conseil et j'agrafe.

Il me fallait encore sortir ce beau morceau. Le foie est le plus gros organe du corps, cela peut rendre les choses compliquées quand on opère par cœlioscopie. Je tenais ainsi dans ma pince une fleurette d'une dizaine de centimètres de large en haut des feuilles, qu'il ne s'agissait pas de laisser traîner partout dans le corps puisqu'elle était porteuse d'une tumeur, a priori bénigne, mais quand même. Je la plaçai donc dans un sac avant de la déplacer, et je sortis le sac sans encombre. Par excès de prudence, motivé en partie par la profession de ma patiente qui aurait pu me poser des questions à ce sujet, je posai ensuite un drain dans la zone, un tube de silicone, souple, indolore, qui servirait de témoin pour la suite puisqu'il allait recueillir d'éventuels écoulements.

Le soir venu, je suis allé la voir dans sa chambre. J'ai prononcé cette phrase – je m'entends encore : « J'ai fait exactement ce que je voulais faire. » J'ai ajouté que cela ressemblait vraiment à une tumeur bénigne, ce que l'analyse histologique pourrait confirmer, et qu'elle sortirait probablement deux jours plus tard. J'évoquai aussi le drain. Tout allait bien. Elle paraissait se remettre sans difficulté d'une opération qui jusque-là ressemblait à un grand succès.

On m'appelle dans la nuit. Ma patiente se plaint d'une douleur à l'épaule. Je pense tout de suite au drain. Le foie est situé sous le diaphragme, si bien que le drain, s'il est remonté, a pu l'irriter. Cela provoque des hoquets et des douleurs aux épaules, précisément. Je me dis que je l'enlèverai le lendemain. En attendant, je donne consigne de traiter ses douleurs avec des antalgiques.

Le lendemain, cette hypothèse bien inoffensive part en fumée : je découvre deux cent cinquante centimètres cubes de bile pure dans le drain. Cela explique tout de suite les douleurs : une partie du liquide a pu remonter par dépression au contact du diaphragme au fur et à mesure que la patiente respirait. Avais-je mal refermé le canal biliaire ? À moins que j'aie blessé sans m'en rendre compte une autre branche du brocoli ? Je l'envoie immédiatement passer un scanner. Le constat est sans appel : il y a du liquide partout. C'est un inconvénient paradoxal de la cœlioscopie : comme on opère sans ouvrir et sans attraper à la main les viscères, on limite le risque de réactions inflammatoires qui pourraient entraîner des adhésions entre différentes portions du tube digestif et la partie inférieure du foie. Seulement, ces adhérences n'ont pas que des désavantages : elles constituent une sorte de barrage lorsqu'un liquide corrosif ou infecté se répand dans l'ensemble du ventre. Ainsi dans le cas d'une cœlioscopie, faute d'endroit privilégié où s'accumuler, le liquide se diffuse dans toute la cavité abdominale. Pas le choix : je dois la réopérer. Toujours sous cœlioscopie, je lui lave à grande eau tout le ventre, et je repositionne un drain plus gros juste au contact de la fuite.

Un jour plus tard, ce sont quatre cents centimètres cubes de bile qui sont venus s'accumuler dans la poche accrochée au bord de son lit et où s'abouche le drain. En revanche, la douleur a disparu. La fistule biliaire est donc extériorisée, le reste du corps préservé, mais elle est toujours présente : le foie est nécessairement blessé. Je vais revoir la patiente, penaud et désolé. Je lui présente mes excuses, pour cette situation qui l'angoisse et retarde son retour chez elle. C'est déjà dur mais, le pire, c'est que je n'ai aucune explication valable à lui donner quand, mécontente, elle me demande ce qu'il s'est passé. Je ne sais pas ce qui a pu provoquer cet écoulement. La quantité recueillie invalide même l'hypothèse de la branche latérale coupée par inadvertance, il y a trop de bile pour ça. Je tourne et retourne le problème dans ma tête, sans parvenir à trouver la solution. Je lui parle d'une complication dont la cause n'est pas clairement identifiée, inconnue, un « événement indésirable », l'expression consacrée dans ce genre de cas. Indésirable, comme si ça tombait du ciel et que je n'avais rien à voir là-dedans. Or, c'est forcément moi le responsable. Elle ne perdait pas de bile la veille de mon intervention. C'était une opération prophylactique et voilà qu'elle est déjà passée deux fois sur le billard. Elle devra encore rester hospitalisée dix jours et il faudra trois mois pour que la fistule se tarisse par cicatrisation étant donné la taille du tuyau qu'il a fallu utiliser pour évacuer de telles quantités (nous en étions alors à cinq cents centimètres cubes par jour). Et là, soudain, je me rappelle. J'avais filmé l'opération, ce que l'on fait de temps en temps dans un but pédagogique, afin de montrer aux étudiants ou aux confrères des « cas d'école », ce que cette opération était censée être.

Mon oubli était double. D'abord, cette histoire de lac. Si je m'en étais souvenu tout de suite, peut-être aurais-je décidé plus vite d'une réintervention. Heureusement, l'objet du deuxième oubli, le film, allait me permettre de comprendre.

Je me repasse le film, et je revois le lac coincé dans la pince. Je zoome sur la zone et je constate que celui-ci a gêné l'agrafage. Voilà ma cause. Voilà mon erreur. Plus de doute, une certitude.

Le doute, on vit avec quand on est chirurgien. Certains appellent ça « prendre des risques ». Un pilote d'avion ne décolle pas s'il y a risque, un doute. Il a été formé comme ça. Mais le chirurgien, lui, opère en sachant qu'il y a des risques. Il a été formé comme ça. Il affronte les risques pour le public et supporte, plus ou moins bien, ses doutes. Parler de ces erreurs consiste à prendre le risque d'affronter ses doutes.

C'est à cette occasion, face à la détresse d'une patiente qui subissait une erreur médicale de mon fait, qu'il m'est apparu que notre rapport à l'erreur devait impérativement changer. Je le lui devais, à elle. Je le devais aussi à mon éminent collègue, qui avait visiblement incorporé dans sa pratique une erreur potentiellement dangereuse, sans même s'en rendre compte puisque, par chance, aucun de ses patients n'avait eu à en subir les conséquences (du moins pas que je le sache, et pas que ce vieux sage le sache, surtout). Je le devais encore à l'équipe qui m'avait assisté dans cette opération, puisqu'on n'est jamais seuls dans ces cas-là, ce que j'aurai le temps de détailler copieusement, car cela a son importance. Mon équipe avait assisté à toute la scène. Ils avaient entendu cette histoire de lac. Eux aussi auraient pu intervenir à ce moment. Bref, je le devais à tout le monde. Tout le monde, dans le milieu de la chirurgie, gagnerait à connaître mon erreur.

Je me trouvais dans l'obligation morale d'en informer mon collègue, sans quoi il continuerait à la commettre de son côté, et j'en porterais la responsabilité. Je devais de la même façon en informer mes « élèves », sans quoi je faillirais à mon rôle d'enseignant. Je devais aussi, par honnêteté, en informer ma patiente. Bref, je devais communiquer mon erreur, la transmettre, partout, à tout le monde si possible. Or, ce n'est pas ainsi que l'on réagit face à l'erreur dans le domaine chirurgical. C'est même, en l'état actuel, contraire à la pratique. Un chirurgien qui fait une erreur, s'il s'en rend compte, va évidemment modifier son geste mais souvent uniquement de son côté. Moi, je prendrai à l'avenir un fil plutôt qu'un lac pour le même usage. Mais cela ne devrait pas s'arrêter là. Or, c'est trop souvent le cas.

Un pilote d'avion qui commet une erreur la payera tout aussi bien que ses passagers. Son rapport à l'erreur n'est pas du tout le même que celui d'un chirurgien. Dans l'aviation civile, l'erreur est au cœur de nombreux dispositifs. Pas en chirurgie. Le film que j'ai regardé, par exemple, n'était pas tourné à l'origine pour revenir sur un geste ou constater une erreur éventuelle. Ce n'était pas une boîte noire comme il y en a dans les avions. Au contraire : il était fait pour être parfait. Pour apprendre aux élèves chirurgiens à réaliser cette opération. Quand je l'ai visionné pour repérer mon erreur, je l'ai détourné de sa fonction et même de sa nature – une vidéo de ce genre est normalement beaucoup coupée pour se voir réduite à un clip d'une dizaine de minutes présentant tous les gestes clés, qu'on projettera dans les congrès sans trop risquer que les gens s'endorment (car une opération, c'est souvent long). Actuellement, telles que sont conçues les choses, le chirurgien n'a guère d'intérêt à ce que ses opérations soient filmées. C'est un risque inutile. Personnel et professionnel, car cela pourrait nuire à sa réputation. Financier, car cela pourrait nuire à son établissement, qui pourrait bien se retourner contre lui. Et même juridique, puisque les patients pourraient être amenés à porter plainte bien plus souvent. À la limite, l'usage que j'en avais fait pourrait se généraliser : un usage personnel, afin d'identifier une erreur potentielle, ce qui permettrait de prendre les mesures les plus adaptées pour tenter de la corriger au niveau individuel. Mais je vise plus haut que ça. Je veux trouver le cadre qui permettra aux chirurgiens de publier leurs erreurs sans risques majeurs, de communiquer sur l'erreur.

Ce lac est la goutte d'eau qui a fait déborder mes mauvaises habitudes, le grain de sable qui a radicalement modifié mon fonctionnement, mon raisonnement ; un élément déterminant de ma vie professionnelle. Je veux modifier notre rapport à l'erreur, le reste n'a plus trop d'importance à côté de cet objectif. Si je n'avais pas visionné ce film, je ne l'aurais jamais compris. Il faut publier nos erreurs. C'est déterminant pour les malades évidemment, mais aussi pour la santé mentale des chirurgiens, pour le coût engendré par l'erreur médicale (colossal, au cas où vous vous le demanderiez), pour la formation. C'est à l'heure actuelle le meilleur moyen de faire encore progresser la médecine, la chirurgie et, avec elles, l'espérance de vie en bonne santé de tout le monde.

Je m'apprête dans ce livre à parler de mes erreurs alors que je suis encore en activité. Je suis au milieu de ma carrière, je compte pratiquer pendant longtemps encore. Je ne suis pas le vieux singe qui n'a plus rien à prouver et qui vient dispenser des conseils de sagesse qu'il s'était bien gardé d'appliquer lui-même tant que cela aurait pu lui causer du tort. Je veux être audacieux et lucide sur ces questions, parce que l'audace et la lucidité constituent pour moi la définition du grand chirurgien. L'audace pour agir, la lucidité pour partager.

La récente apparition du Sars-Cov2 responsable de l'épidémie de la Covid-19 a mis plusieurs de ces aspects en lumière aux yeux du grand public. Ils s'appliquent à tout le monde médical. Tout d'abord, la science médicale avance avec la pratique, ce n'est pas un savoir éthéré qui nous tomberait des nues en même temps que les virus. Connaître une maladie, élaborer des traitements, des conduites à tenir, des vaccins est tâche ardue, lente, échafaudée sur une suite d'essais et d'erreurs davantage que sur une base théorique. Face à la Covid-19, nous avons tous dû apprendre sur le tas et en vitesse, ce qui a signifié prendre des décisions audacieuses, sans disposer de tous les éléments. Nous avons dû agir alors que subsistait le doute. Le corollaire direct de cette façon de faire sur le plan méthodologique, c'est d'accepter que l'erreur soit possible, que personne n'y est immunisé, puis de l'identifier rapidement et de la discuter publiquement, faute de quoi, même une fois le doute dissipé, de mauvais traitements et de mauvaises pratiques perdurent et aggravent la situation.

Dans le même ordre d'idée, cette crise soudaine a également mis sur le devant de la scène l'importance de la parole des médecins et la difficulté de parler depuis une position d'autorité alors que les connaissances scientifiques étaient, au mieux, instables. Là encore, l'erreur a souvent montré son nez. On aurait pu, bien sûr, conserver une prudente réserve, une modestie de bon aloi qui nous aurait permis de ne jamais nous tromper, ou de moins nous tromper. Mais il fallait bien agir ! Il fallait bien parler ! Il fallait bien prendre des mesures décisives, fortes, directes, à la façon du chirurgien. Lorsque j'ai coincé le lac et que mon collègue, depuis sa position d'autorité, m'a dit « tout va bien », j'ai pris la décision de l'écouter. Mais il se trompait. L'ensemble de données sur lesquelles il se fondait pour affirmer que tout irait bien n'était pas complet. Le tout, dans ces cas-là, est de savoir se corriger. Et de le dire, haut et fort. Sans quoi, les erreurs deviennent des fautes. L'erreur médicale est un droit qui doit s'accompagner d'un devoir de transparence.

Pour libérer du personnel et des places en réanimation pour des malades dont le pronostic vital était engagé à court terme par la Covid, nous avons fermé les blocs opératoires. Les chirurgiens se sont brutalement retrouvés au chômage technique. Nous sommes tombés de notre piédestal tandis que les anesthésistes-réanimateurs sauvaient le monde.

Depuis très longtemps, la suprématie chirurgicale a longtemps reposé sur l'absence de traitements alternatifs à la chirurgie. Aujourd'hui, dans de nombreuses situations, il existe des solutions non chirurgicales pour traiter une maladie et le cancer en particulier. Aujourd'hui un petit cancer du foie peut se traiter par une destruction locale effectuée par des radiologues ou des radiothérapeutes. Une grande partie des actes de chirurgies cardiaques ont été remplacés par des procédures radiologiques. Il est aujourd'hui beaucoup plus difficile qu'hier d'être un « bon chirurgien » car « être bon » signifie obtenir de meilleurs résultats que des solutions alternatives, non seulement en matière de « quantité de vie » mais aussi de « qualité de vie ».

Les dinosaures ont probablement disparu car ils n'ont pas été capables de s'adapter. Les chirurgiens ne vont pas disparaître, ils vont s'adapter. Le chirurgien, c'est un membre d'une équipe, un membre essentiel certes, mais ce n'est pas le grand manitou, pas même un commandant de bord au sein d'un équipage. C'est un homme – et de plus en plus souvent une femme – qui va vivre une transformation à la fois humaine et technologique de son métier que ce modeste ouvrage souhaite décrire et peut-être accompagner.

De bien des points de vue, les résultats de chirurgie plafonnent un peu aujourd'hui. En chirurgie du foie, la mortalité des hépatectomies majeures, c'est-à-dire celles qui enlèvent plus d'un tiers du foie, tourne autour de 7 % à 10 % depuis plus de vingt ans, et c'est très stable depuis dix ans comme le montre un travail publié récemment sur une population de plus de cent mille malades opérés entre 2010 et 2015. Les chiffres de 2019 sont les mêmes qu'en 2015[1]. Cette mortalité est stable malgré les progrès de la médecine, de l'informatique et de l'imagerie en particulier. Une manière de

1. Filman N., Schnitzbauer A. A. *et al.*, « Mortality After Liver Surgery In Germany », *BJS*, vol. 106, n° 11, 2019.

justifier ce « plafond de verre » consiste à dire que l'on opère des malades toujours de plus en plus graves, toujours de plus en plus vieux et que nos progrès sont « masqués » par des risques accrus, qui viennent les contrebalancer.

Que ce soit vrai ou pas, une autre explication, qui d'ailleurs n'exclut pas la justification précédente, est que les chirurgiens refont les mêmes erreurs d'année en année. La faute est là. Or, il y aurait un moyen simple – conceptuellement simple j'entends, parce qu'en pratique, ce sera une autre paire de manches – de progresser encore et même de progresser beaucoup : la bonne utilisation de l'erreur. L'erreur permet d'apprendre. Mieux : elle permet d'innover. Il faut laisser sa place à l'erreur, en faire un élément de la pratique non pas au sens où il faudrait multiplier ses occurrences, bien sûr, mais en profitant autant que possible de l'erreur malheureusement commise, en en tirant les leçons qui nous imposeront de tout mettre en œuvre pour éviter sa reproduction. Si on refuse de lui laisser cette place – et j'aurais tendance à dire que c'est exactement ce que nous faisons aujourd'hui –, alors on s'expose à un double danger : la répétition de l'erreur commise, et la fin de toute innovation au profit de procédures « calcifiées ».

Comment faire ? Il faut s'assurer de l'objectif : réfléchir sur l'erreur permettra de mettre en place des pratiques qui l'éviteront. Une fois l'erreur bien définie (ce qui n'a rien d'évident en chirurgie, contrairement à ce qu'on pourrait croire), il faut ensuite repérer les barrières, ce qui empêche le monde chirurgical de rendre compte de l'erreur et de la gérer correctement aujourd'hui, alors qu'elle est intégrée aux réflexions des professionnels et des ingénieurs de nombreux autres domaines. Il faut enfin apprendre à la communiquer et parvenir à la normer, à lui assigner correctement sa cause, à l'évaluer enfin sous le rapport de la qualité des soins, ce qui signifie impliquer le patient dans le processus. Cela aussi mérite réflexion.

Chapitre 1

Les barrières structurelles : adrénaline et mandarinat

J'imagine que la situation que j'ai décrite en introduction paraît absurde à certains, que d'autres sont même tombés de leur chaise en lisant que le film d'une opération n'est pas là pour « surveiller » les gestes et servir de boîte noire mais seulement pour montrer le bon exemple (car bien sûr, ce que fait le chirurgien est toujours le bon exemple, l'exemple à suivre), et que d'autres se demanderont pourquoi je suis le seul à en parler, si c'est si important que ça. Mais il y a à l'origine de très bonnes explications à tout cela.

La chirurgie est un métier long et difficile à assimiler, absolument pas en phase avec l'évolution actuelle de la société qui va vers moins de travail (ce dont je me félicite). C'est un sacerdoce, qui s'apprend sur le tas et sur le tard, patiemment, très patiemment parce qu'avant d'opérer, il faut avoir observé pendant des heures et des heures un autre chirurgien. On n'attrape pas un bistouri dès l'internat. On commence généralement au poste d'aide en second, et pour bien comprendre ce que cela signifie sur le plan pédagogique, laissez-moi vous décrire une équipe en pleine opération délicate.

Le ventre a été ouvert par le chef de clinique assisté de l'interne, qui tient ainsi le rôle d'aide en premier. Ensemble, ils ont placé des outils pour tenir le ventre ouvert, des écarteurs, puis exploré la cavité abdominale. Une infirmière de bloc opératoire, la panseuse, vêtue d'une blouse stérile, a disposé une cinquantaine d'instruments devant elle, sur une table placée au-dessus des jambes du patient. Sur le champ opératoire lui-même, elle a installé un tuyau à l'extrémité duquel se trouve une canule pour aspirer les écoulements et le sang, un aspirateur. L'aspirateur, c'est le principal outil de l'interne. Les organes ont été palpés, si nécessaire des prélèvements ont été effectués. L'ambiance est en général détendue, le chirurgien senior n'est pas encore là. Trois autres personnes au minimum évoluent dans la salle d'opération. Du côté de la tête du malade, derrière un grand drap stérile suspendu entre deux piquets positionnés de part et d'autre des épaules du patient, se trouvent l'anesthésiste et l'infirmière anesthésiste. Du côté des pieds du malade, enfin, la panseuse dite circulante. C'est la vigie, elle surveille, elle oriente la lumière sur la zone opératoire et elle informe ou est informée de ce qui se passe en dehors de la salle d'opération. Elle peut être assise à un petit bureau pour prendre des notes, debout à côté de la panseuse habillée sur le champ opératoire qui lui réclame des fils ou encore en pleine course dans le couloir du bloc pour aller chercher des instruments insolites que personne n'avait prévu initialement... C'est elle qui préviendra le chirurgien senior par téléphone qu'il est temps de descendre en salle d'opération car le chef de clinique est « déjà bien avancé ». En fonction de l'expérience de ce dernier, le chirurgien senior est prévenu plus ou moins rapidement. Pour les jeunes chefs de clinique, le jeu consiste souvent « à faire des choses » avant que le chirurgien senior n'arrive. Les plus audacieux avancent le plus vite possible et accaparent les gestes compliqués en prenant le risque de l'erreur, comprise ou pas. Les plus prudents vont lentement, enseignent à l'interne en lui expliquant comme tenir son ciseau ou sa pince à disséquer et lui proposent même de lui faire couper quelque chose... Le bon chef de clinique a suffisamment d'audace pour faire avancer les choses et suffisamment de lucidité pour s'arrêter au bon moment. Il règle son comportement en fonction des rapports plus ou moins amicaux qu'il entretient avec le chirurgien senior responsable du malade, et de sa bienveillance à son égard. En général, plus le jeune chirurgien est audacieux, moins l'interne est aidé...

Le chirurgien senior arrive, l'ambiance change. Il dépose son téléphone et sa montre sur le petit bureau et commence par jeter un coup d'œil au-dessus de l'épaule de son chef de clinique pour évaluer la situation. En fonction de son humeur, de son emploi du temps, de la difficulté de l'opération et de ses relations avec le chef de clinique, il se positionne à sa place pour mener l'opération ou en face pour l'aider et le guider dans la poursuite de la chirurgie. Si le chirurgien aide le chef de clinique, celui-ci devient l'opérateur, et l'interne se positionne sur une petite estrade à sa gauche, coincé contre le grand drap qui sépare les anesthésistes des chirurgiens, parfois de face mais souvent de profil, en fonction de la corpulence de l'opérateur. Si le chirurgien prend la place du chef de clinique, l'interne est chargé d'aider le chirurgien, mais si la chirurgie est compliquée, c'est le chef de clinique qui prend la place de l'interne, si bien que celui-ci rejoint la petite estrade... Depuis cette position difficile, souvent exiguë, on devine plus qu'on ne voit et quand on veut voir on gêne l'opérateur. Il faut oser. Là encore, la chirurgie est question d'audace...

Dans des services de pointe, comme le mien, en plus de ces six à sept personnes dans le bloc opératoire, il faut souvent ajouter un deuxième aide, à droite de l'opérateur. C'est le poste le plus ingrat. On n'y fait rien d'autre que de tenir une « valve », c'est-à-dire un écarteur qui maintient la partie basse de l'incision ouverte. Ce poste est souvent occupé par des étudiants en médecine, anciennement externes, ou par des chirurgiens étrangers en stage d'observation pendant quelques mois. Enfin, on peut ajouter deux ou trois stagiaires généralement en observation tout autour, montés sur des estrades pour tenter de voir au-dessus de l'épaule de l'opérateur. Il y a beaucoup de monde au bloc opératoire pour regarder l'opérateur faire son opération...

Apprendre sans pratiquer

Le premier aide expose, le deuxième aide aspire, le troisième aide rétracte, la panseuse circulante éclaire, l'anesthésiste oriente le malade. Et l'attention de toute cette équipe est tournée vers un seul homme : le chirurgien, chargé de sauver une vie. Le chirurgien senior est à la fois le chef d'orchestre (qui distribue les rôles et impose le tempo) et les musiciens, puisqu'il tient les principaux instruments. Mais il est loin d'être seul pour autant. La chirurgie est un travail d'équipe, avec des rôles bien répartis. En particulier, la chirurgie ne se peut faire correctement que si le chirurgien voit ce qu'il fait. C'est le rôle du premier aide, qui doit non seulement maintenir les organes dans la bonne position mais aussi tirer dessus pour que les tissus se tendent afin qu'on puisse les sectionner précisément. C'est la grande difficulté : il faut tirer suffisamment fort pour que le chirurgien puisse voir et couper, mais pas trop non plus, pour ne rien endommager. Pensez à la préparation d'un poisson : il faut tirer sur la peau pour l'arracher, mais si le geste est trop brusque ou mal maîtrisé, la peau cède, ou la chair se déchire.

Au cours d'une opération, les verbes qu'on entend le plus sont « aspire » et « expose ». C'est par eux, et sur un ton plus ou moins sympathique, que le chirurgien interpelle ses aides quand la situation ne lui convient pas, quand le chef de clinique ne tire pas assez fort ou que l'interne n'aspire pas correctement. Il y a autant d'ambiances différentes au bloc opératoire que de chirurgiens, et surtout que d'équipes : certaines sont perpétuellement tremblantes devant l'autorité du grand chirurgien qui vient faire une grande opération, d'autres forment une bande de copains qui rigolent tellement que l'attention n'est plus assez présente. La plupart du temps, l'ambiance est sérieuse, sereine pour les chirurgiens, attentive pour les assistants, tendue et parfois nerveuse pour les jeunes internes. Toute l'attention de l'équipe est tournée vers la « satisfaction » du chirurgien, qui doit être à l'aise, content de la tournure que prennent les événements.

Difficile pour un interne d'effectuer dans cette ambiance des gestes. Ce n'est pas une position aisée, plutôt un rôle subalterne, qui doit pourtant être accompli du mieux possible. Surtout, elle ne facilite pas l'apprentissage : l'interne n'a pas l'occasion de pratiquer souvent son futur métier. Cela paraît logique à première vue : étant donné l'enjeu, on ne confie pas des tâches importantes à un novice ! Mais que signifie, pour un interne fraîchement débarqué, d'être l'aide en second ou en troisième ? Principalement, qu'il ne fera pas de gestes. Il regardera patiemment et rongera son frein, il attendra que le chirurgien dans sa grande mansuétude lui accorde de donner quelques coups de ciseaux ou de faire des points sur la peau. Il effectuera souvent beaucoup plus de gestes avec l'assistant ou le chef de clinique qu'avec le chirurgien senior. Le chef de clinique, en revanche, a beaucoup d'occasions d'apprendre du chirurgien, alors même qu'il ne devrait plus avoir grand-chose à apprendre, au moins dans la réalisation des gestes techniques. De ce point de vue, l'apprentissage en chirurgie présente un problème immédiat. Petit à petit, l'enseignement s'est décalé... Les choses changeront peut-être avec la réforme récente de l'internat, qui vise à autonomiser plus rapidement les internes, mais ce sera long. Les traditions changent lentement dans les très vieilles et grandes maisons comme celle-ci…

On peut de ce point de vue comparer ce métier à celui de chef cuisinier, une analogie valable sur bien des points (à commencer par la familiarité avec le brocoli). Le chirurgien a ses petits secrets, ses recettes personnelles développées avec le temps et l'expérience, ses astuces qu'il ne transmet qu'à ses proches assistants, lors des opérations, en murmurant comme au confessionnal à l'oreille de ceux qu'il destine à sa propre succession. Ce n'est pas un métier dans lequel on plonge d'emblée pour engranger de l'expérience, faire ses preuves et progresser vers la suite, un métier où il faudrait « faire pour être » en somme, c'est même tout le contraire : une organisation pyramidale qui fonctionne comme beaucoup d'établissements publics sur le principe du poste disponible et de l'ancienneté. Il est long, très long, le parcours pour devenir chirurgien. Il faut avoir passé beaucoup d'années à regarder, puis à aider un chirurgien, pour un jour en être un. Et avant d'être chirurgien… on n'est pas chirurgien. En chirurgie, il faut être pour faire.

Le lecteur sagace m'aura sans doute vu venir : si on interdit au commis de préparer les plats avant d'être chef, comment le deviendrait-il ? À quel moment pourrait-il s'exercer, pratiquer réellement son art et donc prendre le risque de commettre des erreurs ? Le parcours de formation du chirurgien comporte ici un trou béant. Contrairement aux cuisiniers, il ne peut pas s'entraîner quand il le veut, avec des plats qui ne seront pas servis en salle. Contrairement aux pilotes, il ne dispose pas de simulations réalistes qui le mettront *presque* en conditions réelles. Il y a bien des dissections post-mortem possibles, mais cela n'a pas grand-chose à voir avec un malade vivant et une opération précise sur une affection déterminée. Cela aide, mais c'est très insuffisant. Alors, comment se former ?

Une solution est de commencer par de petites opérations, pas trop risquées et bien encadrées. Ainsi, on opère vite les appendicites. Mais les grosses opérations, celles qui construisent une carrière, forcent le respect des confrères et brossent le statut social dans le sens du poil, ce qui est, au fond, l'ambition de beaucoup de chirurgiens, on n'y arrive pas comme ça. On apprend sans pratiquer, patiemment, aux côtés d'un maître. C'est une organisation universitaire et ce n'est pas pour rien que c'est en médecine qu'est apparue le système du « mandarinat », un système dans lequel un petit nombre de professeurs très en vue détiennent l'essentiel de l'autorité.

Je suis passé par là, personnellement. Dans les années 1990, lors de mon second semestre d'internat, j'ai rencontré le professeur Henri Bismuth, dont l'audace et l'entêtement étaient tels qu'il parvenait à concrétiser tous ses projets, à ouvrir toutes les portes. Je l'ai beaucoup admiré. Il me donnait envie de lui ressembler. Mais pour devenir Bismuth, il me fallait franchir une à une toutes les étapes. Pas de raccourci en chirurgie. Et surtout : pas le droit à l'erreur. Toute la démarche hospitalo-universitaire vous l'interdit. À la moindre bévue, on vous saque, et c'est fini. Pas de conneries.

Ainsi, en chirurgie, contrairement à la plupart des métiers, on ne permet pas aux nouveaux venus d'apprendre de leurs erreurs. On interdit ce chemin fondamental vers l'expertise. Il y a des raisons objectives à cela, absolument évidentes : c'est un être humain qu'on tient sous le bistouri, pas un cobaye. Il est hors de question de prendre plus de risque que strictement nécessaire avec la vie d'autrui. On est sous ce rapport dans la même configuration que les pilotes de ligne : le droit à l'erreur n'a pas du tout le même sens pour eux que pour un chef cuisinier. Mais si l'industrie aéronautique a intégré cette donnée et conçu un nombre incalculable de systèmes autour d'elles, permettant d'assister l'humain de la conception des appareils à leur manipulation et jusqu'aux prises de décision dans la cabine de pilotage, la chirurgie est plus ou moins restée au stade du déni. Un grand chirurgien ne commet pas d'erreur, point.

C'est faux. Un grand chirurgien en commet sans doute moins qu'un chirurgien novice, mais il en commet ; et il serait plus grand encore s'il pouvait les admettre plus facilement, les reconnaître, en parler autour de lui, les partager avec son équipe et les analyser à la lumière de la technologie et de la science. Il en commettrait alors encore moins, et les patients guériraient mieux et plus vite. Il faut construire le bloc opératoire du futur où des systèmes d'alerte le préviendraient des risques accrus, où des modélisations à haute fidélité permettraient au chirurgien de mieux préparer ses opérations et l'accompagneraient le jour J. Voilà qui autoriserait à dépasser le plafond de verre de la chirurgie actuelle. Voilà le grand défi que je désire relever.

Heureusement, je ne suis pas tout à fait seul. Des gens travaillent déjà sur ces questions, aux États-Unis, au Canada, aux Pays-Bas, là où leur discussion est dépassionnée. Mais en France ? Encore rien ou si peu. Alors, je serai celui-là.

Ni dieu ni maître : pour la révolution en chirurgie

Après mon arrivée à l'hôpital Paul-Brousse de Villejuif, il y a une quinzaine d'années, j'ai été le premier chef de clinique à passer premier aide. Avant moi, le grand patron était lui-même aidé par des chirurgiens seniors. Le chef de clinique était deuxième aide et l'interne troisième aide ! J'étais ravi de ma « promotion », mais quelque chose me turlupinait. Un jour, le professeur Denis Castaing, chirurgien et nouvellement nommé chef de service après le départ à la retraite du professeur Henri Bismuth, m'apprend qu'il fait face à des problèmes de recrutement : les internes ne veulent plus venir à Paul-Brousse. Lui se creusait la tête pour en trouver la cause et donc la solution, mais pour moi, le problème était évident. Au bloc opératoire de Paul-Brousse, ils sont systématiquement placés en deuxième aide sur la petite estrade ! Pourquoi viendraient-ils ? Ils savent qu'ils ne feront rien. J'ai donc proposé à Castaing d'écrire un article pour le *Journal de chirurgie*, un contrat, qui annoncerait que, désormais, l'interne serait premier aide, le chef de clinique passant en second au Centre hépato-biliaire[1]. Je ne faisais même pas partie des auteurs du papier et je me tirais une balle dans le pied du point de vue de mon enseignement chirurgical, mais mon objectif était bien de rester à Paul-Brousse et je savais qu'il fallait relancer la machine pour préparer l'avenir.

1. Castaing D., Azoulay D. et Adam R., « La formation des internes en chirurgie : nécessité d'un rapport contractuel », *Journal de chirurgie*, vol. 139, n° 1, 2002, p. 46-49.

C'était un tout petit pas, mais un pas quand même. Ça a fait changer les choses, ne serait-ce qu'un peu. Et puis comme ça, je ne me suis pas contenté de crier que rien n'allait, j'ai agi. Ce n'était pas encore la révolution mais, au moins, ce n'était plus une rébellion stérile qui ne menait à rien. J'adore les révolutionnaires ; je déteste les rebelles. Les rebelles crient que ça ne va pas mais les révolutionnaires changent les choses.

La grande difficulté qu'on rencontre dès qu'on essaye de modifier ce système hospitalo-universitaire mandarinal, c'est que tous ses membres sont passés par là. Pour pouvoir faire des opérations compliquées, il faut être professeur, et ceux qui ont sué sang et eau pour décrocher ce titre comprennent souvent mal qu'on ne l'estime pas nécessaire. Or, il ne l'est pas. On devrait faire pour être, pas être pour faire. Et pourtant, aujourd'hui, c'est (encore...) comme ça.

Je ne me retrouve pas moi-même dans ce rapport du maître à l'élève, qui n'a jamais convenu à mon tempérament. Cela ne m'empêche pas d'admirer beaucoup certains chirurgiens que j'ai rencontrés, avec lesquels j'ai travaillé. Ils m'ont beaucoup appris. Ils m'ont inspiré. Mais je n'ai pas eu de maître à proprement parler. De là, peut-être, ma facilité à concevoir l'erreur comme autre chose qu'un frein à ma carrière.

Henri Bismuth était un grand chirurgien à l'ancienne et une star intersidérale quand il pratiquait, et même encore aujourd'hui. Dès qu'il pénétrait dans une pièce, que ce soit un bloc opératoire, une salle de staff ou une salle de conférence dans un congrès international, le silence se faisait. Homme de grands projets, de visions larges, de hautes volées, il observait tout du point de vue de Sirius. Corollaire : il ne s'abaissait jamais jusqu'à entrer dans les détails. Avec Bismuth, l'intendance devait suivre, voilà tout, et elle avait plutôt intérêt car il avait (et a toujours) fort caractère et ne concevait que deux attitudes : avec ou contre lui. Il a énormément opéré, et ses opérations – dont l'utilité thérapeutique n'était pas toujours évidente, du moins sur le moment – ont finalement abouti à quelques avancées significatives[1]. Bref, il osait beaucoup. Et pas seulement autour de la table d'opération : c'est à lui que nous devons la création du Centre hépato-biliaire, le fameux CHB, de Paul-Brousse, qu'il a fait sortir du sol pratiquement seul, en étant prêt à hypothéquer ses biens

1. C'est une belle illustration de la différence entre les objectifs individuels et collectifs en médecine. Moi qui me suis toujours opposé à l'activité privée à l'hôpital public, je dois avouer que certaines opérations, dont je pensais que les objectifs étaient au moins aussi financiers que thérapeutiques, ont sauvé des vies contre toute attente...

personnels pour y parvenir. Et, outre la création de ce centre qui m'emploie aujourd'hui, il faut mettre à son actif un autre bel exploit : il a su au cours de sa carrière créer quatre personnages hors du commun, à commencer par Denis Castaing, son exact opposé.

Homme de précision et de détail, chirurgien extraordinaire, Castaing est taiseux comme un menhir, dont il partage les dimensions. Pas le genre de chef qui vous donnera la recette de sa spécialité au brocoli dès la première rencontre, non. En revanche, comme il est intelligent et finalement sympathique, si vous la lui demandez gentiment, il vous la révélera. Une qualité que je ne me suis pas privé d'exploiter : je l'ai littéralement enseveli sous les questions au cours des nombreuses années que nous avons passées ensemble. Il avait en revanche un défaut : la mauvaise foi, ce qui n'est pas pour rien dans ma sensibilisation au thème de l'erreur. Castaing, en bon mandarin sachant naviguer les échelons de la faculté, était de l'école « sous le tapis ». Il n'a fini par parler de ses erreurs qu'une fois au pinacle, quand elles ne pouvaient plus lui nuire, ce jour où il est devenu président d'honneur du congrès de l'Association française de chirurgie, dans un discours remarquable et d'ailleurs très remarqué ; il a même été publié dans le *Journal de chirurgie*[1]. Il avait pour l'occasion invité des scientifiques de tous horizons, un statisticien, un psychiatre, un économiste de la santé, ce qui montrait une belle ouverture d'esprit. Issu de la grande bourgeoisie bordelaise, social-démocrate dans l'âme, marié à une programmatrice à France Musique, Denis Castaing est un homme secret mais très éclairé, ouvert, à l'écoute. C'est la raison pour laquelle j'ai osé lui suggérer de passer les internes en premier aide. Je l'ai assailli de questions tout au long de sa carrière, il m'a toujours répondu avec beaucoup de bienveillance, mais il ne m'a jamais donné de conseil. Il s'était fait tout seul, il m'a laissé faire la même chose. Il ne m'a pas aidé, il m'a accompagné.

Jacques Belghiti, le deuxième de ces quatre grands que finalement Bismuth indirectement légua au monde, est lui aussi bien différent du « maître ». Il n'a presque jamais travaillé avec Bismuth mais je suis certain qu'il s'est construit à travers sa volonté de le dépasser. Bismuth avance à l'instinct, Belghiti est un homme systématique. Bismuth, de l'école Paul-Brousse, opère des malades et fait de chaque malade un cas particulier pour lequel le traitement sera taillé sur mesure. Problème : le sur-mesure, ça

1. Castaing D., « Presidential address of Professor Denis Castaing », *J Visc Surg*, vol. 153, n° 4, 2016, p. 243-247.

ne se transmet pas comme ça, *in abstracto*. C'est une pratique, un art autant qu'une science. Il est ainsi très difficile pour un interne de comprendre ce qu'il se passe afin de pouvoir répondre aux questions du maître... Belghiti, de l'école « Beaujon », opère au contraire des maladies. Il fait de chaque malade une généralité au sein de laquelle le traitement sera systématiquement le même. Belghiti a besoin de classer les patients par familles, par types de cas d'où découleront logiquement ses opérations. Il fait rentrer les malades dans des « cases » quitte, parfois, à simplifier un peu pour que ça rentre. De là sa capacité d'enseignement inégalée : son discours est si cohérent qu'il en devient limpide pour l'auditoire. C'est le meilleur enseignant que j'ai eu l'occasion de rencontrer. Communiste puis homme de gauche, son attachement à l'hôpital public frise la dévotion, de même que l'importance qu'il met derrière le mot « travail », qui gouverne sa vie. Il ne m'a pas aidé, il m'a instruit.

Mes deux derniers mousquetaires, enfin, sont Brice Gayet et Olivier Farge. Gayet, l'homme du Faubourg-Saint-Honoré, survole de son aisance désinvolte tout ce qui touche à la chirurgie du foie et de l'œsophage en particulier, mais, finalement, il peut tout faire. C'est le Mozart de la chirurgie, un ambidextre au talent fou, inégalé, indépassable. Belghiti et Gayet étaient dans le même service, celui du professeur Lortat-Jacob, autre très grand mandarin chirurgical à l'hôpital Beaujon dans les années 1980. Mais alors que la succession de Lortat-Jacob, sa place de chef de service, semblait tout attribuée au prodige Gayet, c'est finalement Belghiti qui l'emporta dans ce duel opposant un « marxiste canal historique » et un « social-traître » de la gauche caviar des années Mitterrand. Selon Belghiti, Gayet ne travaillait pas. Il a tout de même monté l'Institut mutualiste Montsouris dans le 14e arrondissement de Paris. J'ai fait un stage chez lui à la fin de mon internat, avant de commencer mon clinicat à Paul-Brousse. Il m'a tout de suite beaucoup séduit par sa capacité à rendre simple toute chose en survolant les obstacles techniques et idéologiques. Je l'ai assisté dans les premières chirurgies majeures du foie sous cœlioscopie. Il ne m'a pas aidé, il m'a montré l'aisance.

Farge, de son côté, est d'une intelligence tellement vive qu'il en devient incompréhensible au commun des mortels. En réalité, c'est que le commun des mortels l'écoute mal. Il faut faire l'effort de rentrer dans son monde pour en percevoir toute la clarté. Bismuth l'avait compris, mais c'est Belghiti qui lui a proposé un poste. Farge était très en avance sur la question du facteur humain et de son impact, ainsi que sur l'erreur en chirurgie, surtout du côté de l'évaluation de la qualité des soins. Il ne m'a pas aidé, il m'a montré la complexité des choses.

Je pourrais continuer et évoquer d'autres noms situés ailleurs que dans le sillage de Bismuth, comme René Adam, Daniel Azoulay ou encore Daniel Cherqui, mais je ne compte pas faire de ce livre un panthéon de la chirurgie hépatique. L'essentiel, c'est que les grands ne manquent pas, que j'en ai croisé beaucoup et que j'ai admiré la plupart. Mais je ne revendique pas de maître pour autant. Je ne cherche à ressembler à aucun d'eux. Je n'applique pas leur recette à la lettre tel un commis avec son chef. Voilà ce que je dis à mes jeunes collaborateurs : n'essayez pas de me ressembler. N'imitez pas, on voit trop d'imitateurs. Nourrissez-vous de ce que je vous apprends, de ce que chacun vous apprend, bien sûr. Inspirez-vous de ce que je fais bien. Mais fuyez mes défauts. Ne faites pas comme si vous ne les voyez pas. C'est ce que j'ai essayé de faire avec Denis Castaing, tirer profit de ses qualités et fuir ses défauts et en particulier son austérité. Nous nous retrouvions d'ailleurs tous les deux dans cette dénonciation du rapport de maître à élève, trop présent dans notre discipline, et peut-être dans le monde universitaire en général. Le problème avec les maîtres, c'est qu'à les entendre ils ne se trompent jamais. L'erreur ne leur est pas permise. Alors, quand ils en commettent malgré tout, ils préfèrent les dissimuler. Au mieux, ils les corrigent dans leur coin. Et qu'arrive-t-il alors aux élèves qui sont passés avant ? Voilà comment l'erreur se perpétue. Le problème, avec l'élève, c'est qu'il se trompe tout le temps, ce qui est inenvisageable en chirurgie. Alors, à la première bourde, on le dégage du circuit. La promotion au rang de chirurgien devient ainsi autant affaire de perfection que de dissimulation.

Comment transformer cet anachronisme ? Comment s'assurer qu'une erreur en début de carrière ne vous raye pas toute possibilité de devenir chirurgien ? Comment parvenir à modifier suffisamment les consciences et les administrations pour que l'accès au titre de professeur ne soit plus si corseté, si lié à l'âge et à la fréquentation des bons cercles, des bons maîtres ? La grosse difficulté, la plus évidente, c'est que beaucoup des chirurgiens actuellement en place ont été inspirés par des mandarins qui sont aujourd'hui à la retraite. Ils sont les fruits d'un système heureusement en voie d'une transformation que je me propose d'accompagner. Mais ils ont la reconnaissance du ventre, c'est naturel, et ils reproduisent aujourd'hui certaines attitudes d'hier. C'est souvent ridicule, mais parfois touchant, suranné...

Aujourd'hui, les faits sont là : pour pouvoir faire des opérations compliquées, de celles qui vous nourrissent, vous flattent et vous rappellent pourquoi vous aimez ce métier, le chemin est long. Entrer dans les gens, au sens propre, littéral, transformer les corps, réparer les patients... ce serait peu dire que la chirurgie est intense et excitante. Ça ne se fait pas comme la vaisselle en pensant à autre chose. La concentration est totale, des heures durant. Pas un instant d'inattention. Pas une faiblesse. Pas une pause. Et c'est, je crois, ce que recherchent les chirurgiens. C'est en tout cas ce que je cherche, moi. Les grosses opérations. J'aime les sports extrêmes – glisser sur une pente très raide en snowboard, m'envoler au-dessus de l'eau sous une aile de kitesurf – parce que ce sont finalement le même genre de moments, j'y trouve la même décharge d'émotions fortes qui concentrent tout l'esprit et font oublier la fatigue. Quand un chirurgien sort du bloc après une opération réussie, il est heureux, satisfait, bourré d'endorphines. Or, un chirurgien réussit l'immense majorité de ses opérations. Il gagne quasiment toujours et il a souvent l'impression de ne devoir cette victoire qu'à lui seul, ce qui est évidemment faux. Bref, le chirurgien est en quête de victoires personnelles et quand il perd, ce n'est pas à lui d'assumer les plus lourdes conséquences de cet échec.

Alors que j'étais encore jeune chirurgien, devant un malade qui présentait des complications post-opératoires que j'avais tardé à identifier, un chirurgien senior était venu m'expliquer que c'était moi le *coupable*, et lui le *responsable*. J'en suis resté pantois. Il n'était pas responsable de l'erreur, il était responsable du malade. Outre la malhonnêteté intellectuelle, on mesure le paternalisme chirurgical à l'égard du malade au travers de cette phrase.

Il faut « être » pour faire

Pour pouvoir arriver à ces opérations formidables, de celles qui justifient les longues études, le travail acharné, la disponibilité totale, il faut souvent être PUPH, professeur des universités-praticien hospitalier. Sans ce sésame, c'est (ou, j'espère, c'était...) beaucoup plus difficile.

Je ne voulais pas aller « gagner ma vie » en clinique. Je ne voulais pas de cet environnement où, on peut le comprendre, l'acte chirurgical s'analyse au moins autant sur le plan financier que sur le plan humain. Même si la médecine et la chirurgie dans le privé sont souvent très bien faites, je crois que le principe du « paiement à l'acte » a toujours un impact sur la décision de réaliser un geste ou, au contraire, de le reporter ou de s'en passer. Dans des situations où l'indication chirurgicale ne fait aucun doute, le « paiement à l'acte » ne change rien, mais devant des malades complexes, pour lesquels le rapport bénéfice-risque de la chirurgie comparé à celui d'autres options thérapeutiques est moins clair, il risque de modifier la décision pour des raisons qui n'ont rien à voir avec le bien-être et la santé.

J'avais personnellement besoin de plus que ce « paiement à l'acte ». De plus de défis. J'aime vivre un peu au bord du chaos, toujours un peu sur la brèche. Je me nourris d'excès parfois jusqu'à l'effondrement. Et puis je débranche, je me repose et c'est reparti. C'est le principe même des grosses opérations compliquées. Elles sont compliquées car rarement réalisées, parfois même inédites. Avant le geste, elles imposent une réflexion majeure, une planification sur la base des éléments dont on dispose, une répétition mentale des différentes étapes. Pendant la chirurgie, le geste et la conscience s'unissent, tandis que l'audace et la lucidité échangent constamment leur place. Il y a des coups de ciseaux que l'on sait irrémédiables et qui concentrent brutalement l'attention. Il faut avoir disséqué, le souffle coupé, une veine hépatique fragile comme la peau d'une tomate, dans laquelle on voit passer les globules rouges à l'œil nu, pour connaître ce petit frisson agréable qui accompagne la fin de l'apnée. C'est quand l'histoire n'est pas écrite à l'avance que la chirurgie me passionne. La chirurgie est, au sens propre, une activité sensationnelle. Et j'avais soif de sensation.

Si je précise cela, c'est parce que les aspects classiques, moraux, le bien des patients, le sacrifice de soi pour le bonheur de l'autre, tout cela est bien connu, bien documenté et surtout évident pour la plupart des lecteurs : le bien du patient doit primer sur toute autre considération. Mais je voudrais ici aller plus loin que l'évidence pour analyser les ressorts psychologiques du chirurgien qui, outre sa volonté générale de soigner, d'aider, d'agir pour le bien en accord avec toute morale généreuse, comportent une part de satisfaction égoïste, de désir de soi, de volonté d'accomplissement. Il va sans dire que tout cela ne doit pas être le bénéfice primaire de l'opération, qui demeure la santé du malade. Mais il serait contreproductif d'ignorer cette part très humaine du métier. D'autant qu'elle m'intéresse ici tout particulièrement dans le rapport à l'erreur qu'elle implique : reconnaître son erreur est pour certains immédiatement problématique, alors que cela devrait se faire sans problème et même naturellement si la seule santé du malade était considérée ; or ce n'est pas le cas. Je crois que cette dimension flatteuse, égoïste et fondée sur la reconnaissance des pairs et de l'institution du métier de chirurgien explique en partie pourquoi l'erreur est si mal considérée, et surtout si mal utilisée. Comment se flatter l'ego quand on a eu tort ?

Voici nos deux premiers éléments de réflexion concernant le rapport à l'erreur en chirurgie : premièrement, l'erreur n'y est pas considérée comme un moyen d'apprentissage. Dès lors qu'on tient un bistouri, on ne devrait plus faire d'erreur et le système magique du mandarinat est censé aboutir à cette perfection grâce à la relation maître-élève, à la transmission de toutes les bonnes pratiques qui seront appliquées sans réflexion. Deuxièmement, le chirurgien, même s'il garde en tête la santé du malade, considère l'erreur comme un échec personnel, une tache sur son ego qu'il convient d'effacer au plus vite, plutôt que comme un moyen de progresser, une situation à disséquer et analyser en commun.

Chapitre 2

De l'erreur et de sa nécessité

« On apprend plus de nos échecs que de nos réussites » (lieu commun) ; « Reconnaître ses erreurs et les amender est la voie de la perfection » (fameux proverbe chinois) ; « Ceux qui ne font rien ne se trompent jamais » (Banville) ; « Certaines erreurs sont des étapes vers la vérité » (Musil) ; « Ne pas se corriger après une erreur, voilà la faute » (Confucius) : on pourrait continuer comme ça pendant des chapitres entiers. En théorie, nous savons tous l'importance de l'erreur, la place essentielle qu'elle occupe dans l'apprentissage et l'innovation. Ce qui ne nous empêche pas d'avoir parfois du mal à admettre les nôtres. C'est humain.

Le chirurgien est à cet égard dans une drôle de position, confronté à deux contraintes contradictoires, une sorte de *double bind*. Il est à la fois obligé, par son rôle, par son importance littéralement vitale, à la perfection. Quand il tient entre ses mains la vie de son patient, l'erreur lui est interdite. C'est pourquoi le métier est prestigieux, c'est pourquoi n'importe qui n'opère pas n'importe quoi. Mais c'est aussi un métier éminemment artisanal, un « art » qu'on apprend avec les doigts, c'est-à-dire à tâtons, et dont la maîtrise se fonde avant tout sur l'expérience, qui est fille de l'erreur.

En l'état actuel des choses, seule la première contrainte est reconnue, point. Un chirurgien doit être parfait, il doit l'être presque d'emblée. Le chirurgien sera soumis à une pression terrible, et ce tout au long de sa carrière, car toute erreur de sa part serait non seulement préjudiciable à son patient, mais elle pourrait faire dérailler tout son projet de vie. Le chirurgien est le responsable. Plus que le geste technique, c'est la charge mentale qui impressionne ceux qui ne sont pas du même monde. Le chirurgien dans sa version traditionnelle ne doute pas, il répond par oui ou par non à toutes les questions. Il dit exceptionnellement « je ne sais pas » et au mieux dit « on ne sait pas », le « on » de l'Université, le « on » académique. Dans ces conditions, il n'est pas forcément nécessaire de faire de l'ombre au tableau, de communiquer soi-même, naturellement, ouvertement, le moindre de ses faux pas. Et pourtant, il le faudrait. Pour les autres comme pour lui. Il faut se donner les moyens de transformer ce beau métier, ce sacerdoce, cette passion, en lui adjoignant ce qui lui fait encore défaut et qui est pourtant une qualité fondamentale du travail scientifique : la transparence.

Lors de l'épidémie de la Covid, le monde médical s'est trouvé face à un virus nouveau, un agent pathogène dont il ignorait tout et qu'il s'est mis à étudier à vitesse grand V. Sa nature, son action, ses méthodes de transmission, tout était inconnu, tout était à construire. Dans cette première phase, « je ne sais pas » aurait dû être la phrase reine, la réflexion scientifique par excellence. Ça n'a pas toujours été le cas. Cette période était celle du doute, de l'information incomplète, lacunaire et mouvante. Faut-il opérer des malades dans cette épidémie de la Covid ? Je ne sais pas. Y a-t-il des risques spécifiques pour certaines opérations ? Je ne sais pas.

Cependant, le doute ne doit pas inhiber l'action nécessaire. Parvenus en mars-avril, ce n'était plus le moment de se tourner les pouces. Nous ne savions pas tout. Il fallait quand même agir. Nous nous trouvions alors dans la position du chirurgien qui découvre une complication lors de son opération. Il n'a pas forcément tous les éléments en main, mais il a les mains dedans. Il faut agir, il n'a plus le choix. Il doit prendre une décision. Ce n'est plus le moment du doute.

Et puis, avec l'avancée des travaux, l'analyse des précédents, quelques îlots de savoir ont commencé à flotter sur l'océan de notre ignorance et il a été temps de dresser des bilans. Avions-nous bien fait sur tel ou tel point ? Tel traitement était-il vraiment efficace ? Tel moyen prophylactique vraiment suffisant ? Lors de cette étape, c'est « j'ai fait une erreur » qui aurait dû être la phrase reine. Il est parfaitement normal de se tromper quand on ne sait pas tout, quand on agit à l'instinct, sans maîtriser tous les éléments de l'équation. Encore faut-il le reconnaître pour faire avancer la science. La transparence est la clé.

Quand le pilote du vol AF 447 Rio-Paris s'est vu privé de certains instruments, givrés par le mauvais temps, il a pris une décision dans un état de connaissances imparfaites. Il a eu raison de prendre une décision : ce n'était pas le moment de rester paralysé face au doute. Manifestement, ce n'était pas la bonne. Pourtant, de l'aveu même de nombreux pilotes, ils auraient pris la même. Le monde aéronautique a amplement analysé cette erreur afin qu'elle ne se reproduise plus. D'énormes moyens ont été déployés pour retrouver les boîtes noires, outils privilégiés de cette analyse. Personne n'aurait compris qu'il en soit autrement. C'est pourtant ce qu'il se passe tous les jours en chirurgie qui à la transparence indispensable à l'avancée de la science oppose l'opacité de son fonctionnement et de ses décisions. Le bloc opératoire est une boîte noire et personne ne peut regarder dedans.

Beaucoup de conférences et de livres ont comparé le métier de chirurgien à celui de pilote de ligne. S'il existe évidemment des points communs sur lesquels il faut s'arrêter pour tirer profit des outils mis en place dans l'aéronautique, il existe de grandes différences.

Commençons par le principal point commun entre le chirurgien et le pilote : ce sont des métiers à forte reconnaissance sociale du fait de la charge mentale derrière une chirurgie difficile comme derrière un atterrissage dans des conditions météorologiques dantesques. Comme en aéronautique, avant de commencer une chirurgie, on réalise une « check-list » : on lit les éléments de base à ne pas oublier, et on coche les cases au fur et à mesure que les conditions listées sont remplies. Tout le monde autour de la table d'opération les connaît déjà, bien sûr. La question n'est pas là. Le but, c'est d'éviter l'oubli stupide, le bug général, l'équipe accaparée par un problème annexe qui en oublie l'essentiel. Il a été démontré que la check-list, imposée par l'Organisation mondiale de la santé (OMS) avant d'endormir le malade, diminuait la mortalité post-opératoire[1]. C'est bien. Malheureusement, aujourd'hui, c'est à peu près tout ce que l'on utilise provenant de l'aéronautique.

Des sociétés dirigées par des pilotes et des chirurgiens proposent d'accompagner la mise en place des procédures directement venues de l'aéronautique, au premier rang desquels le Crew Ressources Management (CRM). Le CRM est une méthode qui permet d'améliorer la communication au sein de l'équipage pour éviter de très nombreux types d'erreurs, dont les typologies ont été clairement caractérisées (j'y reviendrai). Comme ces erreurs existent partout, elles existent aussi en chirurgie. Il semble raisonnable d'appliquer au bloc opératoire des méthodes qui ont fait leurs preuves dans les cockpits.

Pourquoi sommes-nous encore extrêmement loin du niveau de sécurité qu'ont atteint les compagnies aériennes ? En 2017, quarante-quatre passagers sont morts, sur environ trois milliards et demi de personnes transportées dans un avion de ligne[2]. De son côté, l'erreur médicale est la troisième cause de mortalité aux États-Unis[3].

1. Haynes A. B. *et al.*, « A Surgical Safety Checklist to Reduce Morbidity and Mortality in Global Population », *N Engl J Med*, n° 360, 2009, p. 491-499.

2. Avion Safety Network 2018.

3. Makary M. A., Daniel M., « Medical Error-The Third Leading Cause of Death in The US », *BMJ*, 2016, p. 353.

Pourquoi ? C'est qu'il y a finalement beaucoup de différences entre le métier de pilote et celui de chirurgien. Certaines sont immuables. D'autres sont modifiables. Cela demandera énormément d'efforts aux humains, en particulier au monde chirurgical (mais pas qu'à lui), et beaucoup de technologies. Je me propose dans ce livre de dessiner quelques pistes.

Ce qui ne changera jamais, c'est que le pilote meurt avec ses passagers, pas le chirurgien. C'est très loin d'être un détail. Ça explique certainement pourquoi les procédures sont tellement plus systématiques en aéronautique qu'en chirurgie. Un équipage ne peut même pas imaginer faire décoller un avion sans un plan de vol et un « briefing » en bonne et due forme, alors qu'il arrive que des malades soient opérés sans qu'on connaisse exactement ce que l'on trouvera ou sans réunion de concertation préalable sur la stratégie, quelques fois par négligence, parfois devant l'urgence et souvent par surcharge de travail.

Les chirurgiens ne sont pas enterrés avec leurs erreurs. Penser que l'on arrivera un jour à faire exactement ce que font les pilotes est ainsi une méconnaissance de la chirurgie et de la psychologie des chirurgiens.

Mais, avec beaucoup de bonnes volontés humaines et de technologies, on pourra s'en approcher. C'est du moins mon espoir. La première étape sur ce long chemin, comme bien souvent, sera d'aboutir à une définition correcte de l'erreur en chirurgie.

L'erreur médicale : combien de divisions ?

Déterminer la « cause » de la mort est toujours problématique en médecine. Pour le médecin un peu borné, la cause de la mort est toujours un arrêt cardiaque et rien d'autre. *Stricto sensu*, c'est vrai. C'est souvent l'arrêt cardiocirculatoire prolongé qui entraîne des lésions irrémédiables du cerveau, c'est-à-dire, pour les puristes, deux électroencéphalogrammes plats à trente minutes d'intervalle. La cause de la mort sur le constat de décès est alors « arrêt cardiocirculatoire », en ajoutant parfois « dû à un choc septique » ou « à une hémorragie ». La cause en amont est rarement précisée. Cependant, quand un malade meurt après une opération, c'est bien souvent dû à l'opération, qui au minimum a échoué. Reste à savoir quel a été le problème exactement. Était-ce un cas désespéré, une opération de la dernière chance qui avait bien peu de chances de réussir même si aucune erreur proprement dite n'a été commise ? Ou bien était-ce une erreur de manipulation, un coup de bistouri malheureux dont les conséquences catastrophiques n'ont pu être réparées ? Ou encore une erreur de diagnostic qui n'est apparue que trop tard, une fois l'opération engagée dans une direction qu'il était impossible de rebrousser ? Et ce n'est pas tout. Ce peut être aussi un manque de concentration à un moment crucial, ou bien une situation imprévue qu'on se trouve incapable de redresser en cours de route. Mais alors, si c'était imprévu, peut-on parler d'erreur ?

Une erreur médicale est « un acte involontaire ou un acte volontaire qui n'a pas permis d'améliorer la qualité ou la quantité de vie d'un patient. Une erreur médicale peut être la conséquence d'une erreur d'exécution, d'une mauvaise planification ou d'une déviation par rapport au processus de soins[1] ».

Le système de codage des maladies n'est pas adapté pour correctement identifier les causes précises d'un décès. Lorsque l'on remplit un certificat de décès à l'hôpital, il est d'usage de renseigner les trois derniers états pathologiques, souvent conséquences les uns des autres, et responsables de la mort du patient. Comme c'est difficile, discutable, inavouable, il est rare de voir figurer dans la liste

1. Leape L. L., « Error in Medicine », *JAMA*, vol. 271, n° 6, 1994.

l'origine du mal lorsque la cause est une erreur médicale. Au mieux, on y lira « insuffisance hépatique », « choc septique » et, quasiment toujours, « arrêt cardio-respiratoire ». Il manque une ou plusieurs cases pour faire figurer la cause de l'insuffisance hépatique ou de l'hémorragie ayant entraîné la déglobulisation. De fait, le nombre de décès en rapport avec une erreur médicale est difficile à apprécier précisément. En recoupant les résultats de plusieurs bases de données régionales, où il a été possible de réaliser une exploration plus précise des tenants et des aboutissants, l'erreur médicale, au sens large et donc pas uniquement chirurgicale, provoque environ deux cent mille morts par an aux États-Unis[1]. Il est raisonnable de supposer que les chiffres français seraient similaires, *mutatis mutandis*, si une telle étude y était réalisée.

Dans le domaine chirurgical, on sait qu'il existe un lien entre le nombre de cas traités par an et la mortalité à quatre-vingt-dix jours après une chirurgie pour cancer de l'œsophage, du foie, du pancréas, du côlon ou du rectum. Ainsi, à partir des données du PMSI (programme de médicalisation des systèmes d'information) où sont recensés les codes des maladies et les actes réalisés

1. Makary M. A., Daniel M., « Medical Error-The Third Leading Cause of Death in The US », art. cit.

chez des patients hospitalisés dans des structures publiques ou privées en France, une étude importante a été réalisée dans une période récente. Sur 225 752 patients entre 2012 et 2017, la mortalité post-opératoire variait entre 3,1 % et 8,3 % en fonction des organes mais les centres qui réalisaient au total au moins deux cents procédures majeures par an avaient une mortalité significativement inférieure. En France, seulement vingt centres pouvaient se classer dans cette catégorie[1].

Il est très difficile de savoir ce qui explique ces différences entre les petits et les grands centres. Une meilleure organisation en amont ? Une illustration des inégalités socio-économiques devant la mort entre la ville et la campagne ? Une plus grande expérience chirurgicale ? La réponse est évidemment multifactorielle, mais il paraît raisonnable de penser que l'expérience personnelle des chirurgiens et des équipes autour d'eux joue un rôle. Et qu'est-ce que l'expérience dans un métier, si ce n'est la capacité de corriger petit à petit toutes ses erreurs de débutant ? Commettre une erreur, cela arrive à tout le monde, même aux

1. El Amrani M. *et al.*, « Specificity of Procedure Volume and its Association With Postoperative Mortality in Digestive Cancer Surgery: A Nationwide Study of 225,752 Patients », *Ann Surg*, vol. 270, n° 5, 2020, p. 775-782.

plus grands. L'expérience, ce sera de ne pas la commettre deux fois.

Là encore, dans cette étude des données du PMSI, l'impact de l'erreur médicale ou chirurgicale sur la mortalité n'était pas évaluable. Les systèmes d'information sur lesquels se fondent des travaux épidémiologiques de ce genre ne le permettent pas. L'information est très difficile à trouver et seules des extrapolations à partir d'analyses locales demeurent possibles.

Avant 2010, très peu de travaux ont analysé l'impact de l'erreur chirurgicale sur les décès. En 1992, ce qui commence à dater, une étude américaine sur deux États (dans le Colorado et l'Utah) avait conclu que les complications post-opératoires, ce qui n'est pas obligatoirement la même chose que l'erreur, étaient responsables de 12 % des décès annuels[1].

Beaucoup plus récemment, en 2018, les suites opératoires de tous les patients opérés pendant six mois dans trois grands hôpitaux américains ont été précisément étudiées. Cette analyse a été menée à partir des informations habituellement recueillies pendant et après la chirurgie. Parmi 5 365 patients, les cas des 182 patients ayant

1. Gawande A. A. *et al.*, « The Incidence and Nature of Surgical Adverse Events in Colorado and Utah in 1992 », *Surgery*, vol. 126, n° 1, 1999, p. 66-75.

présenté des complications après la chirurgie (dont 14 décès) ont été très précisément rediscutés avec les équipes ayant pris en charge les malades. L'imputabilité d'une « déficience de performance humaine » à chacune de ces complications a été recherchée et classée selon le type de déficience. Au total, une déficience humaine était à l'origine de 56 % des complications. Parmi celles-ci, l'erreur d'exécution représentait plus de la moitié des cas, suivie de l'erreur de planification (29 %), de communication (13 %), de travail d'équipe (5 %) et enfin d'une violation des règles (3 %). Voilà qui pourrait nous donner matière à typologie...

On croit comprendre instinctivement ce que recouvre l'erreur d'exécution, qui serait grossièrement un geste maladroit, mais ce n'est pas tout à fait exact. Il faut en réalité regarder ça dans le détail. L'erreur d'exécution, dans cette étude, était liée le plus souvent à des malfaçons techniques (37 %) ou à de mauvaises interprétations de la réalité anatomique (36 %). Les oublis et inattentions venaient ensuite (25 %). Or, on ne lutte pas de la même manière contre une « malfaçon technique » (le fameux geste malheureux), contre un oubli ou encore une mauvaise représentation de la réalité. C'est en distinguant ainsi les types d'erreur possibles qu'on pourra mieux les contrer. Je parlerai un peu plus loin de quelques idées visant par exemple à renforcer la visualisation anatomique : c'est en créant ce genre d'outils, visant à corriger un type d'erreurs bien identifié, qu'on contribuera à réduire la mortalité en chirurgie. Mais à chaque type d'erreur doit correspondre une stratégie propre et bien établie.

Pour les erreurs de planification, les causes peuvent le plus souvent remonter à des biais cognitifs (dont on reparlera spécifiquement plus tard), c'est-à-dire à une mauvaise interprétation de la réalité en fonction du contexte et parfois de ses connaissances. Même dans la situation où la planification est habituellement la plus rigoureuse, une situation inédite associée à une mauvaise communication peut être dramatique.

L'exemple qui suit illustre parfaitement une erreur de planification liée à un biais d'ancrage, c'est-à-dire l'utilisation indue d'une information comme une référence ; vous allez comprendre... La transplantation hépatique d'un hémi-foie de donneur vivant est probablement une des chirurgies les plus planifiées qui soient, car elle implique de prélever une partie du foie chez un donneur, un sujet parfaitement sain, pour soigner un sujet malade. L'enjeu initial est ainsi toujours le même : laisser suffisamment de foie chez le donneur, mais en apporter assez chez le receveur. Quand ce dernier souffre d'une maladie évoluée du foie, une cirrhose grave par exemple, il présente ce qu'on appelle une hypertension portale, c'est-à-dire un débit très important de sang dans la veine porte, le pied du brocoli pour reprendre notre analogie initiale. Chez un tel malade, il faudra transplanter un volume de foie suffisant pour éviter une congestion de l'organe, sans évidemment faire courir trop de risque au donneur. Comme le sujet sain est évidemment celui qu'il faut protéger à tout prix, on commence par s'assurer qu'il lui restera suffisamment de foie. Ainsi, le véritable problème à résoudre ensuite, celui qui occupe l'esprit, est toujours le même : le greffon sera-t-il suffisamment volumineux pour le receveur ? Si la réponse est non, la transplantation ne sera pas tentée. Si c'est oui, parfait. C'est ainsi, dans ce contexte très encadré, qu'on ne se pose pour ainsi dire jamais la question suivante : le greffon pourrait-il être trop volumineux pour le morphotype du receveur ? Or, il arrive qu'il le soit. Mais comme c'est exceptionnel, puisque le foie prélevé n'est qu'un hémi-foie, tout le monde se fait avoir… Voilà le biais d'ancrage, cette référence erronée : on suppose que la partie prélevée du foie du donneur sera toujours plus petite que le foie entier du receveur.

La transplantation commence dans une salle où un chirurgien A opère le sujet sain, tandis qu'un chirurgien B procède au prélèvement de la partie droite du foie. Chaque chirurgien est concentré sur son opération. Le chirurgien A enlève rapidement un petit foie gauche entier ; le chirurgien B prélève difficilement un gros foie droit, mais personne ne se pose de question et finalement le foie droit est plus gros que le foie entier du receveur… Ça ne rentre pas : on ne peut pas fermer le ventre. On met donc en place une paroi abdominale artificielle, que l'on retira plusieurs jours plus tard, quand le foie aura « maigri ».

C'est ici le caractère inédit de la situation – un foie trop gros, ça n'arrive pas souvent – qui a fait dérailler l'opération, c'est pourquoi les chirurgiens concernés ne reproduiront probablement pas de sitôt cette erreur. Ils sauront intégrer cette donnée à leurs planifications futures. Mais les autres ? Ils ne profiteront de cette expérience que si, et seulement si, l'erreur en question est proprement rapportée et documentée, que si la lumière est faite sur cette expérience en toute transparence. Autrement dit, il faut que les intéressés commencent par rendre des comptes.

Rendre des comptes

Même si l'étude américaine de 1994 est probablement le travail le plus abouti dans le domaine de l'analyse de la typologie des erreurs en chirurgie, les auteurs se sont fondés pour l'établir sur des documents cliniques et des entretiens qui sont, intrinsèquement, des interprétations du réel. Ce qu'il nous manque, dans ce métier, c'est un recueil prospectif et systématique de ce qui se passe au bloc opératoire, avec du son et des images. Aujourd'hui, en dehors de rares cas où la chirurgie est filmée à titre pédagogique, les faits et gestes réalisés au cours d'une opération seront, une fois celle-ci achevée, ce qu'en racontera le chirurgien, ou parfois l'assistant à qui on avait demandé de rédiger le compte rendu opératoire, un document dont la longueur varie de quelques lignes à plusieurs pages en fonction du chirurgien et souvent du déroulement de la chirurgie. On se prive ainsi d'une source abondante et précieuse pour établir de nouvelles études prospectives, qui seraient un moyen formidable de lutte contre les erreurs. Aujourd'hui en France, le compte rendu opératoire, s'il est systématique, est tout sauf standardisé et même si la standardisation est toujours un objectif difficile à atteindre dans le domaine chirurgical, il est nécessaire de trouver une solution à ce problème.

Il y a le compte rendu opératoire fleuve, où le chirurgien, fier de lui, s'est emparé du dictaphone avec emphase pour dicter haut et fort son contenu directement dans le couloir, à la sortie du bloc. Souvent, plus la chirurgie est réussie, plus le compte rendu est long. Les solutions ingénieuses sont décrites en grand détail, tandis qu'obstacles et difficultés sont rapidement évoqués, les unes après les autres, sans trop s'attarder. Ce serait gâcher la description d'une belle opération. Ces détails, ces difficultés, ce sont parfois des « clips » que l'on a repositionnés trois fois car du tissu s'était interposé, ou un lac, comme au début de cet ouvrage. Cela peut être aussi un petit trou dans la vésicule biliaire au bistouri électrique ou un clamp toujours disposé au même endroit sur une artère de trois millimètres de diamètre qui aura « un peu » abîmé l'artère… Une multitude de gestes que l'on a considérés sans importance, sans impact, à moins qu'ils n'aient été sincèrement oubliés, ou pas même aperçus. J'ai le souvenir d'une chirurgie qui avait duré plus de douze heures et au cours de laquelle nous avions retiré le foie pour opérer l'organe en dehors du malade. Une opération exceptionnelle, que l'on réalise pour retirer des tumeurs extrêmement mal placées et qui revient finalement à une autotransplantation de foie. On retire l'organe, on l'opère et on le remet. Évidemment, pour y parvenir, il faut « clamper » les vaisseaux qui rentrent et qui sortent du foie. On dispose ainsi un petit clamp, une sorte de pince, successivement sur l'artère du foie puis sur la veine porte et finalement sur la veine cave, la grosse veine qui ramène tout le sang de la partie basse du corps et des reins. On place ainsi un clamp pour pincer la veine cave en dessous et au-dessous du foie, puis on le retire complètement après avoir sectionné la voie biliaire. On fait exactement la même chose dans le cas d'une transplantation, quand on retire le foie malade. Le patient peut rester plusieurs heures sans foie, probablement jusqu'à douze heures, même si c'est évidemment une limite qu'on évite à tout prix de tester...

Dans ce cas particulier, nous avions mis une dizaine d'heures pour retirer la tumeur du foie sur une table, à côté du malade « sans foie ». Une opération les « mains dans le froid » pour retirer une tumeur qui baigne au milieu des glaçons, dans le même liquide que celui utilisé pour conserver les greffons hépatiques. Une opération difficile, très difficile même (car on perd ses repères anatomiques habituels lorsqu'on travaille sur un foie dans une bassine), mais qui s'était bien passée. Nous avions pu retirer la tumeur coincée au milieu des « branches du brocoli ». Pendant ce temps, le malade attendait, ventre ouvert, recouvert d'un champ stérile, avec des anesthésistes qui corrigeaient des anomalies biologiques, au premier rang desquelles la glycémie, puisque le foie n'était plus là pour faire son travail ordinaire. Comme la veine cave et la veine porte étaient clampées, nous avions mis en place un système de circulation extra-corporelle où, à l'aide de gros tuyaux, nous pompions le sang provenant de la partie basse du corps et du tube digestif pour le réinjecter au niveau du cœur. En effet, en enlevant le foie et la veine cave, on bloque une partie de la circulation sanguine pendant plusieurs heures et il faut évidemment « dérouter » le flux sanguin.

Une opération exceptionnelle, qui commence à neuf heures du matin et se termine à minuit, finie et bien finie. Le compte rendu opératoire comptait trois pages. Nous y avons raconté cette grande aventure, cette montagne de difficultés que nous avions gravie, cette opération exceptionnelle faite par des chirurgiens exceptionnels, pleins d'endorphine et à l'ego dilaté. Une opération exceptionnelle qui s'était malheureusement mal terminée car, trois jours plus tard, nous avions dû réopérer le malade : l'artère hépatique était bouchée. Lors de la réintervention, nous avions trouvé une artère « nécrosée », conséquence d'un clamp que nous avions laissé plus de douze heures sur une artère de cinq millimètres lors de l'opération initiale. Nous avions suturé l'artère du foie réimplanté sur une portion d'artère abîmée, un détail que nous n'avions pas fait figurer dans le compte rendu opératoire. Car nous ne l'avions pas cru, pas vu ou simplement oublié en parlant au dictaphone à deux heures du matin devant la porte du bloc. Nous avions perdu vingt-quatre heures car, évidemment, nous n'avions pas pensé à cette hypothèse, cette complication exceptionnelle après une opération exceptionnelle, que nous n'avions identifiée que lors de la seconde chirurgie. Incidemment, la transcription dactylographique d'un compte rendu de trois pages met souvent plus de quarante-huit heures à se retrouver dans le dossier.

Quand la chirurgie a été laborieuse, qu'on a rencontré des difficultés majeures, que « les éléments étaient contre nous » : les tissus étaient fragiles, l'inflammation grave, les structures anatomiques méconnaissables, le malade très gras, l'hypertension portale importante… bref, quand c'était l'enfer, le compte rendu opératoire est souvent moins long, dicté moins fort, par un chirurgien épuisé sur un tabouret au fond de la salle opératoire. Le contenu et la forme d'un compte rendu opératoire sont éminemment variables en fonction du chirurgien, de son lieu d'exercice, de la situation à la fin de l'opération. Pourtant, ce document est fondamental. Outre son importance médico-légale, devant les tribunaux, c'est surtout sur ce document que celui qui vient après l'opérateur doit comprendre ce qui a été fait pour poursuivre la prise en charge du malade. Les infirmières et les réanimateurs, d'abord, qui vont accueillir l'opéré en salle de réveil ou directement en réanimation, mais pas que...

Modèle de Reason

Le compte rendu et la check-list sont des moyens de défense contre l'erreur, mais de nature très différente. Pour s'en rendre compte, il est intéressant d'évoquer l'un des outils les plus connus de la gestion des risques et de la sécurité, le modèle de Reason, développé par le psychologue James Reason dans les années 1990. Il consiste à analyser, dans tout processus, les diverses défaillances qui peuvent survenir, et dont il distingue trois sources possibles : les défaillances techniques, autrement dit les problèmes d'outil ; les défaillances d'organisation, autrement dit les problèmes systémiques ; enfin, les erreurs humaines. Pour développer sa théorie, Reason a posé une hypothèse osée : « l'erreur est inséparable de l'intelligence humaine[1] ». Il est impossible de la supprimer complètement. On peut rendre les outils de plus en plus fiables, on peut lisser et optimiser les organisations, mais

1. Reason J. T., *Human Error*, Cambridge University Press, 1990.

on ne se débarrassera jamais de l'erreur humaine. Plutôt que d'essayer vainement de l'empêcher d'advenir, il s'agira donc de préparer les différents systèmes à sa survenue. Il faudra les rendre suffisamment robustes pour qu'une erreur ne fasse pas tout dérailler. On modélise souvent ce modèle de Reason comme une succession de plaques perforées ou de tranches de gruyère. Chaque plaque représente un système de défense qu'on installe au sein du processus pour se prémunir de l'erreur. Par exemple, dans l'aviation, le pilote, le copilote, les instruments de navigation, les instructions de la tour de contrôle, etc., sont autant de « plaques ». Malheureusement, chacune de ces plaques contient des trous. Ce sont les défaillances de toutes sortes. Il est inévitable qu'il y en ait, puisque l'erreur humaine est toujours possible. Le système de défense consiste en l'empilement de toutes les plaques. On comprend bien par cette image que, si le trou est toujours au même endroit dans chacune des plaques, autrement dit si rien n'a été fait dans le système pour le rendre robuste et capable de corriger cette erreur particulière, alors l'empilement complet sera troué. Il existera une circonstance ou un ensemble de circonstances qui mèneront inévitablement à la défaillance générale. C'est ce qu'il faut éviter. Pour cela, il faut se débrouiller pour que les trous ne se trouvent pas alignés : si un problème survient au niveau du pilote, il faut qu'il puisse être détecté et corrigé par les instruments, ou par le copilote, ou par la tour de contrôle, etc.

La check-list est une de ces plaques. Elle permet, avant l'opération, de boucher quelques-uns des trous particulièrement faciles à boucher, tous issus de l'erreur humaine, de l'oubli, contre lequel personne n'est immunisé. C'est un outil *proactif* : en la remplissant, on rappelle à toute l'équipe les risques identifiés, on les remet en mémoire, on s'immunise contre l'oubli avant qu'il ne survienne. On anticipe. La check-list est très simple, mais elle fonctionne très bien, au point que l'OMS exige sa présence dans tous les blocs opératoires avant de commencer la chirurgie. Mais elle est loin de suffire.

Le compte rendu, dans sa forme actuelle, est une autre de ces plaques, mais d'un genre un peu particulier : c'est un outil *prédictif*. Il n'aura aucun effet sur l'opération qui a servi à l'établir, puisqu'il est rédigé après. Il servira aux suivantes. Il est donc essentiel qu'il soit le plus complet possible sur les erreurs commises. Sans quoi, à quoi servirait-il ? À raconter combien ce chirurgien est brillant, cette équipe soudée ? Quel intérêt ? Son rôle n'est pas là : il est d'identifier un problème rencontré, connu ou inconnu, de documenter les gestes tentés pour le résoudre, et de conclure sur leur efficacité. Ainsi, il servira aux suivantes, en positif : « dans un tel cas, tel chirurgien a réussi à s'en tirer comme ça » ; comme en négatif : « cette solution à laquelle je pense a déjà été tentée sans succès ».

Il existe un troisième genre de plaques, particulièrement connu en ce qui concerne l'aviation civile : l'outil *réactif*, qui facilite l'enquête une fois le problème survenu et l'accident provoqué. C'est la fameuse boîte noire, qui enregistre toutes les données de vol, toutes les conversations dans le cockpit, tout ce qui pourra servir aux inspecteurs à rassembler les pièces du puzzle, identifier l'erreur commise s'il y en a une, puis identifier les trous par lesquelles elle a pu se glisser depuis sa survenue initiale jusqu'à l'accident final, autrement dit identifier les failles dans le dispositif de sécurité, puis les communiquer, ce qui permettra, enfin, de les corriger pour les vols suivants. Mais il n'y a pas de boîte noire au bloc opératoire. Pire : la boîte noire, c'est lui. Le bloc est opaque, quand il devrait être parfaitement transparent, limpide pour tout le monde, pour l'équipe complète comme pour les observateurs extérieurs. Il y a bien ces fameux films que j'ai évoqués, mais ils sont aujourd'hui cantonnés à leur seule dimension pédagogique. Ils ne sont pas encore devenus un outil au service de la lutte contre l'erreur.

Dans l'étude américaine que je mentionnais plus haut, cinq types d'erreurs sont distingués : exécution, planification, communication, travail d'équipe et violation des règles. Il serait tentant de partir de cette typologie pour élaborer des processus correctifs, des plaques de Reason en quelque sorte, spécifiques à chacun de ces cas. C'est d'ailleurs parfois possible : l'erreur de planification que j'ai donnée plus haut en exemple serait ainsi efficacement combattue si un compte rendu standardisé, propre et transparent était collégialement établi à l'issue de chaque opération, puis publié à destination des confrères. Mais, en réalité, les erreurs sont rarement isolées les unes des autres. Elles s'associent dans des synergies diaboliques, où la pensée logique et rationnelle s'absente, en particulier au cours de la chirurgie elle-même. Je vais vous donner deux exemples et je parle d'expérience, comme on le verra.

Enchaînement diabolique

L'erreur entraîne l'erreur. C'est ce que j'appelle l'enchaînement diabolique : en cas d'erreur, l'entêtement qu'on met à vouloir la réparer, que ce soit par esprit de responsabilité ou par égocentrisme, est lui-même source d'erreurs potentielles.

C'est l'histoire d'un homme de 70 ans qui était venu me voir avec une jaunisse et une image de « sténose » au niveau de la confluence des canaux biliaires. La confluence biliaire, c'est un Y formé par des canaux. Une sténose au niveau de la confluence biliaire, c'est un rétrécissement au centre du Y. C'était une « image » car sur l'échographie, le scanner, l'imagerie par résonnance magnétique, on voyait bien que les canaux biliaires du côté droit et gauche du foie étaient dilatés au-dessus d'une zone où le diamètre de la voie biliaire se réduit, mais on ne distinguait pas de « masse ». Une masse, c'est une tumeur, un cancer, une boule dont le diamètre varie habituellement entre celui de la noisette et la noix, dans cette région-là. Cependant, même en l'absence de « masse », il y avait forcément une obstruction à l'écoulement de la bile du foie vers l'intestin, car le malade était « jaune ». La « jaunisse » est la conséquence de l'accumulation dans le sang du principal compensant de la bile, la bilirubine. Si la bilirubine s'accumule dans le sang, elle s'accumule dans tous les tissus, notamment la peau, d'où cette couleur caractéristique. Dans moins de 10 % des cas, la « sténose » de la confluence des canaux biliaires est liée non pas à une tumeur mais à une inflammation très localisée. C'était donc une possibilité, ici, outre la tumeur invisible au scanner. Problème (enfin, façon de parler) : il était jaune, mais en pleine forme. Son état général était excellent. Il avait de l'appétit. Aucun souci particulier, hormis son teint. Il était plus malade sur le papier qu'en réalité.

Armé de cette observation, j'avais le sentiment qu'il ne s'agissait pas d'une tumeur. Ce malade devait plutôt faire partie des cas très rares de « sténose » purement inflammatoire. En plus des examens biologiques habituels qui confortaient tous mon hypothèse, j'ai fait réaliser un examen compliqué pour confirmer mon intuition : une biopsie endobiliaire. Il s'agit d'un prélèvement de tissu dans la voie biliaire, qu'on réalise en y introduisant un endoscope qui passe par la bouche, l'estomac et le duodénum où s'abouche la voie biliaire. L'endoscopiste m'avait remonté les résultats : négatifs. Encore un problème de médecin (mais pas de patient) : un examen histologique n'a de véritable intérêt diagnostic que quand il trouve une maladie, quand il est positif. Un examen négatif n'est jamais concluant. C'est l'éternelle question épistémologique, l'ineffable preuve de l'inexistence : de même qu'il est impossible de prouver qu'il n'existe aucune théière en porcelaine chinoise en orbite autour de Saturne, pour reprendre le fameux exemple de Bertrand Russell, de même un test négatif ne prouve pas qu'il n'y a rien. Seulement qu'on n'a rien trouvé là.

Je présente donc le cas au reste de l'équipe. Mes collègues, eux, supposent un cancer. J'explique mon sentiment, j'évoque la biopsie. On ne voit qu'une sténose sur les images, il n'y a pas de masse. Le débat est animé parce que l'opération est tout à fait différente dans les deux cas. Si c'est une tumeur, il faut prévoir des marges saines pour réduire les risques de récidive, ce qui implique une hépatectomie majeure. Et qui dit hépatectomie majeure dit préparation spécifique, de manière à atrophier la partie du foie qu'on retire et hypertrophier celle qu'on garde. La préparation spécifique, c'est une embolisation portale, un geste qui consiste à boucher par voie radiologique les branches veineuses portales du foie que l'on veut retirer. Ça implique une première anesthésie générale pour réaliser le geste par ponction percutanée puis une attente de trois semaines, pour que la partie du foie que l'on conserve ait suffisamment grossi. Malgré cette préparation, la mortalité d'une hépatectomie de ce genre reste quand même de 8 % à 10 %.

En revanche, si la sténose biliaire est due à une maladie inflammatoire, les marges ne sont pas nécessaires. On peut se contenter de « réséquer » la zone de la sténose : on enlève le centre du Y qui est malade et on reconnecte les voies biliaires de part et d'autre avec le tube digestif. L'hépatectomie est beaucoup plus limitée, et donc moins risquée. La mortalité de cette opération est quasi nulle. Seulement, si mon diagnostic est faux et qu'il s'agit bien d'une tumeur, le risque de récidive, lui, monte à 100 % en l'absence des marges de résection[1].

L'équipe comprend mes arguments, le principal étant de ne pas prendre un risque de mortalité important pour soigner une maladie bénigne. Je ne sais pas s'ils sont tout à fait convaincus, en tout cas, ils me font confiance. Nous ferons une hépatectomie limitée, sans préparation nécessaire. Le soir, je me rends dans la chambre du patient pour lui expliquer ma conviction et ma stratégie. Je ne lui demande pas de choisir, de trancher ce débat, car il n'en a pas les moyens. C'est à moi de prendre la décision et cette décision je l'ai même prise un peu contre l'avis du reste de l'équipe. Mais il y a des situations où on ne sait pas. Où personne ne sait, personne n'a la réponse. Mon équipe n'a pas plus de certitude que moi, simplement une opinion différente. Et si le patient meurt

1. Le terme « marges de résection » désigne la quantité de tissu sain qu'il faudra prélever autour de la tumeur pour éviter la récidive.

d'une opération inutile, ce sera moi le responsable. Mais je lui décris ce qui va se passer, et ce qui devrait suivre.

Le lendemain, je me rends au bloc. J'ouvre le ventre et je prélève les ganglions, que nous envoyons instantanément à l'analyse. Tous sont négatifs. Aucun argument pour un cancer. Mais je doute quand même. Et si j'avais eu tort ? Je commence par faire tout ce qui peut être commun aux deux opérations, tout en sachant que, en l'absence de préparation, m'orienter à présent vers une hépatectomie majeure serait faire courir un grand risque au malade. Il me reste un dernier ganglion à prélever pour m'apporter encore un argument supplémentaire sur l'absence de cancer. Le ganglion en question est derrière le pédicule hépatique, la zone où se trouvent tous les vaisseaux qui rentrent dans le foie, le pied du « brocoli » pour rependre l'analogie habituelle. C'est là que je commets une erreur, une erreur de manipulation (« d'exécution » dans la terminologie de l'étude américaine) : je sectionne la branche droite de l'artère hépatique, qu'il fallait évidemment conserver dans mon choix stratégique d'une hépatectomie mineure. Panique. Dois-je me précipiter vers l'autre solution ?

Non. On ne change pas de stratégie sur la base d'une erreur de manipulation en cours de route. Ce serait multiplier les risques. Ce serait aligner les trous des plaques de Reason. Outre l'absence de préparation anatomique du patient, il y a aussi la mienne : une opération de cette ampleur, côté chirurgien, se prépare mentalement. On connaît, au moment d'ouvrir le ventre, tous les gestes qui suivront. Le plan est tout tracé, révisé, visualisé en toutes ses parties. En changer maintenant reviendrait à opérer à l'aveugle. La mortalité, en chirurgie hépatique, est d'ailleurs souvent associée à un changement de stratégie, provoquée par exemple par une erreur de diagnostic[1]. J'ai cette donnée en tête. Mon diagnostic tient toujours. Mon erreur ne le concerne pas. Je conclus qu'il serait trop risqué de changer, je ne peux donc pas faire autrement que de réparer cette artère, un tuyau minuscule : trois millimètres de diamètre. J'arrive à retrouver les deux extrémités de la minuscule et précieuse artère et je « répare » mon erreur en recousant bout à bout l'artère sectionnée avec des fils très fins. Ça marche.

Je reprends. Résection de la convergence biliaire. Le reste de l'opération se passe sans incident. En « post-op », le malade se porte bien. Et l'analyse de la pièce opératoire par l'anatomopathologiste est

1. Khaoudy I. *et al.*, « Half of Postoperative Deaths After Hepatectomy may be Preventable: A Root-cause Analysis of a Prospective Multicenter Cohort Study », *Ann Surg*, vol. 268, n° 5, 2018, p. 792-798.

formelle : « Tu avais raison. Pas de tumeur. C'était bien une sténose inflammatoire. » Je vais voir mes camarades, je leur annonce la nouvelle. J'en profite pour parler de ma bourde, mais ce n'est pas ce que les gens retiendront. Le patient sort de l'hôpital et rentre chez lui, ravi. Mes camarades me félicitent, ils m'accordent le fait que j'ai pris la bonne décision en considérant que j'ai quand même eu de la chance. J'acquiesce en répondant que c'est vrai mais que je m'étais appuyé sur la littérature pour prendre cette décision et, en particulier, l'absence de masse visible au scanner, des biopsies négatives et des marqueurs tumoraux normaux.

Quinze jours plus tard, le patient est admis en urgence pour état de choc, victime d'une hémorragie interne massive. On lui fait un scanner en urgence. Pas de doute, il existe un volumineux hématome au scanner et c'est au niveau de la zone opérée. Je repense tout de suite à l'anastomose – la réparation de l'artère coupée accidentellement lors de son opération – et demande à ce qu'on l'amène immédiatement au bloc. On ouvre, on trouve l'hématome à l'endroit dit et on constate qu'il a aussi bouché sa veine porte. On ligature l'artère, ce qui signifie que le foie droit ne recevra plus de sang artériel, mais c'est probablement acceptable car le foie gauche compensera. Je me tourne ensuite vers le problème portal.

J'ai à mes côtés une collègue d'expérience et nous parvenons à la même conclusion : il faut enlever la thrombose de la veine porte, conséquence de l'hématome. Je propose qu'on passe par une petite veine du tube digestif pour enlever les caillots. L'enchaînement diabolique est en place.

Face à cette cascade d'événements que mon erreur a causée, ma responsabilité est engagée. Mon sens moral est atteint. Je veux réparer cet homme à l'identique, le rendre comme avant, effacer mon erreur. Et pour ça, il faut que je débouche cette veine porte à tout prix. Au prix de l'erreur, en l'occurrence : mon choix de passer par une veine du tube digestif est absurde, car les caillots sont dans le foie. Je peux toujours déboucher la veine en aval, au niveau des racines, ils se reformeront au-dessus, puisque l'arbre est bouché. Je m'obstine. Je décide de poser un stent dans la veine, une petite prothèse vasculaire qui la maintiendra ouverte. Bien sûr, il se bouche à son tour. Le problème ne fait que s'aggraver à mesure que je m'entête à le résoudre.

Le lendemain, le malade ne va pas bien. J'annonce à mon équipe qu'il va probablement falloir le transplanter. C'est la conclusion logique, de mon point de vue, de cet enchaînement : la seule solution pour totalement effacer mon erreur, rendre à ce patient ce que je lui ai enlevé, c'est de remettre un foie tout neuf. J'explique tout à l'équipe, l'erreur initiale, les erreurs successives. Mon raisonnement est que, si jamais les caillots remontent encore, il ne sera plus transplantable et il sera trop tard. Il faut le faire *maintenant*.

Heureusement pour lui, et un peu pour moi, le système a bien fait son boulot ce jour-là, en la personne de mon patron, René Adam. Il me dit d'arrêter. Le bilan biologique du patient est à présent normal. *Pour l'instant*, les caillots ne remontent pas. On avisera s'ils le font. Arrête. Passe à autre chose. La dernière plaque de Reason a fait son travail : l'erreur s'est arrêtée là.

L'état du patient s'est amélioré. Il n'est pas redevenu comme avant, mais il va bien. Il mène une existence presque normale, à quelques médicaments près.

En dernière analyse, l'erreur évitable dans un cas comme celui-ci, celle dont je voudrais parler, celle qui devrait être disséquée, classifiée, étudiée dans les écoles et les colloques, repérée partout et traquée jusqu'à l'anéantissement, ce n'est pas le coup de bistouri malheureux qui a sectionné l'artère. Ça, c'est une erreur de manipulation, du genre que n'importe qui reconnaîtrait et combattrait de lui-même. Non, le problème, ce sont les autres, celles dont j'aurais dû me préserver, à propos desquelles

les vieux maîtres devraient prévenir les élèves qu'il leur faudra les combattre :

– la mauvaise analyse de l'anatomie vasculaire du malade, provoquée ou du moins rendue possible par le fait que mon esprit était en partie ailleurs, trop occupé à chercher la validation de son diagnostic ;

– l'entêtement à réparer. Vouloir réopérer le patient moi-même, alors que mon sens moral était investi. Lorsque le malade est revenu avec l'artère rompue, j'aurais dû admettre que mon erreur avait eu des conséquences qu'il ne m'appartenait plus de régler. Je n'avais pas les idées suffisamment claires pour le faire. Il aurait fallu qu'un autre chirurgien l'opère.

Effet tunnel

De même qu'une mauvaise préparation pourra précipiter l'erreur, une trop grande foi dans la stratégie adoptée peut entraîner des erreurs catastrophiques. Même si, au vu des informations disponibles à l'origine, il s'agissait alors de la bonne stratégie, du bon choix préalable. La chirurgie nous met face à des situations imprévisibles et il faut conserver beaucoup de souplesse intellectuelle pour les résoudre. S'entêter dans une stratégie perdante n'est pas la solution. C'est à rapprocher de l'effet tunnel, un concept venu tout droit de l'aviation (une discipline qui décidément nous donne du grain à moudre en chirurgie) : face à une difficulté, particulièrement une difficulté imprévue, on s'entête souvent dans une stratégie perdante. On prend le problème par le mauvais bout, et on est tellement concentré, accaparé par la stratégie adoptée, qu'on ne s'en rend pas compte. On est entré dans un tunnel qui ne peut plus mener qu'à une chose : l'échec.

À la fin d'une transplantation hépatique, après six ou sept heures de bloc, une tâche ardue attend le chirurgien : l'anastomose artérielle, qui consiste à connecter l'artère hépatique du greffon à celle du patient. Une greffe hépatique est une opération difficile, ce qui signifie que le chef de clinique ne peut pas avancer beaucoup avant l'arrivée du chirurgien, qui devra assurer une opération très longue, dans un état de concentration intense. L'anastomose artérielle est ainsi un geste particulièrement délicat, parce qu'il intervient quand la fatigue est déjà grande et bien installée, que l'artère peut être très petite et très fragile, et qu'une erreur aurait des conséquences catastrophiques. En cas de mauvaise anastomose, le greffon ne marchera pas, tout simplement, et il devra être rapidement retransplanté avec un risque de décès de 25 à 50 %.

J'ai eu un jour un grave problème lors d'une opération de ce genre. C'était un greffon partiel, un lobe droit. En raison de la pénurie d'organes, on tire avantage des propriétés régénératives du foie, on divise un greffon en deux afin de greffer deux patients différents avec un seul foie. L'Agence de la biomédecine, qui est l'agence d'État chargée de la répartition des greffons, attribue habituellement le foie entier à un enfant sur la liste d'attente. Comme le foie d'adulte est souvent beaucoup trop gros pour l'enfant, on divise le foie en deux : le lobe droit pour un adulte et le lobe gauche pour l'enfant. En plus du foie, il faut évidemment diviser les artères et l'enfant ayant besoin pour des raisons techniques d'une artère plus longue, le lobe droit de l'adulte est « servi » avec seulement la branche droite de l'artère hépatique dont le calibre est plus petit que l'artère hépatique commune qui, elle, sera utilisée chez l'enfant. Cette fois-ci, face à une artère particulièrement fine et fragile, je me suis retrouvé bloqué. Je n'arrivais pas à coudre. Je tremblais, ce qui ne m'arrive jamais. Un tremblement physiologique, produit par la fatigue, me disais-je, et magnifié par le microscope que la toute petite taille de l'artère impose, rendait la tâche impossible. J'ai recommencé, une fois, deux fois. Le résultat n'était pas bon, les points n'étaient pas réguliers et la reconnexion des deux artères, la petite branche droite du greffon et l'artère hépatique du receveur, n'était pas étanche... L'ambiance au bloc était tendue autour de moi, pesante. Ça saignait beaucoup. Le doute naissait. J'ai eu un bon réflexe : j'ai dit stop. J'ai recoupé l'artère des deux côtés pour éliminer cette anastomose qui ne fonctionnait pas en mettant un petit clamp sur chaque extrémité pour arrêter l'hémorragie. J'ai voulu prendre une demi-heure pour souffler, boire un café. Toute l'équipe était fatiguée après dix heures d'opération et, comme le foie était déjà vascularisé par la veine porte, je savais que trente minutes de plus ou de moins avant de reconnecter l'artère ne changeraient pas grand-chose. D'autant que ça faisait déjà trois heures que je tentais de le faire en vain...

Je reviens au bloc avant tout le monde. Une panseuse était restée sur le champ. Je me rhabille, me lave les mains. La panseuse m'expose le champ, j'approche le microscope. Je vois que je ne tremble plus. Mon tremblement n'était pas lié à la fatigue. Avant de prendre cette pause, j'avais à côté de moi un deuxième aide dont la corpulence m'empêchait de poser les coudes sur le bord du champ opératoire. Or, il est impossible de coudre sous un microscope sans avoir stabilisé son bras en posant ses coudes : on tremble obligatoirement. J'ai demandé à l'aide de changer de place, j'ai posé mes coudes et j'ai fait une très belle anastomose artérielle en vingt minutes. Le malade va très bien et je repense à cette scène à chaque fois que je le vois en consultation. Il a failli y perdre son foie, et potentiellement mourir à cause de la « bedaine » de mon aide et surtout du fameux effet tunnel. J'étais obnubilé par mon tremblement, la taille de l'artère et mes échecs successifs, et j'entraînais toute l'équipe avec moi. C'est ça, l'effet tunnel : face à une difficulté, ne plus voir qu'elle, ne plus distinguer le contexte qui contient pourtant parfois sa cause et permettrait de la dissiper. C'est une source d'erreur répandue, aux conséquences potentiellement catastrophiques. Il est presque impossible de prendre conscience du tunnel quand on est dedans, c'est aux autres membres de l'équipe de réagir, d'imposer un changement de stratégie ou un changement de chirurgie. Encore faut-il oser le dire à un grand professeur de chirurgie : « Maintenant Monsieur, ça suffit, il faut appeler quelqu'un pour vous remplacer ! »

Les biais cognitifs

Que ce soit avant ou après la chirurgie, les erreurs sont dans l'immense majorité des cas la conséquence de biais cognitifs. Un biais cognitif est une déviation systématique de la pensée logique et rationnelle par rapport à la réalité. Initialement, c'est un concept qui a été décrit par des psychologues dans les années 1970 pour expliquer des décisions irrationnelles dans le domaine de l'économie. Cette mauvaise interprétation de la réalité s'exprime dans des situations où la pensée intuitive est aux commandes, par manque de temps ou d'informations. La pensée intuitive, c'est typiquement celle qui s'exprime quand on conduit sa voiture. C'est le système 1 décrit par Daniel Kahneman (lauréat du prix Nobel d'économie en 2002), constitué de réactions automatiques et rapides qui se développent avec l'expérience. Quand on conduit une voiture, on est capable de gérer le volant, les vitesses, le frein, tout cela sans analyser systématiquement de manière consciente la voiture sur notre droite, le bruit du moteur ou l'inclinaison de la route. En chirurgie, c'est pareil. On fait une opération sans analyser de manière consciente tous les paramètres de la situation et dans l'immense majorité des cas, cela fonctionne, et heureusement, sinon on multiplierait par deux ou trois le temps de chaque opération. La pensée intuitive s'oppose à la pensée rationnelle ou « système 2 de Kahneman », une pensée consciente, analytique et logique qui, évidemment, demande beaucoup plus de temps...

Le milieu chirurgical et hospitalo-universitaire en particulier est un environnement où le doute n'est pas répandu, où l'on doit décider rapidement dans des situations complexes et dynamiques et souvent sous le regard des autres. On peut y voir à l'œuvre des dizaines de biais cognitifs tous les jours pour peu qu'on les connaisse, mais rarement chez soi-même et souvent de manière rétrospective.

Les plus célèbres biais cognitifs sont le biais de confirmation, le biais de cadrage, l'effet de halo et l'effet Dunning-Kruger. Le biais de confirmation est probablement le plus fréquent : il consiste à ne rechercher et à ne prendre en considération que les informations qui confirment nos opinions et à ignorer celles qui vont dans l'autre sens. Ce type de biais explique parfaitement bien des comptes rendus opératoires qui décrivent parfois une réalité que l'on ne retrouve pas lors de la réintervention. Le biais de cadrage et l'effet de halo s'expriment souvent beaucoup plus lors des prises de décisions collectives, lorsque le « staff » est réuni. Le biais de cadrage est lié à la manière dont le problème est présenté : c'est voir le verre à moitié vide ou à moitié plein. Lors d'une prise de décision chirurgicale, c'est parler du risque de mortalité postopératoire (le verre à moitié vide) plutôt que de la survie à long terme (le verre à moitié plein)… Souvent présent dans le milieu hospitalo-universitaire, l'effet de halo ou de notoriété consiste à considérer comme juste ce qui est exprimé par un vieux professeur bien assis à l'endroit qui convient. Il peut déboucher sur un faux consensus : personne ne s'oppose puisque tous estiment que celui d'en face pense la même chose que le vieux sage et inversement… Et pour finir cette liste, que l'on pourrait continuer à l'infini, le plus célèbre des biais cognitifs, que l'on rencontre heureusement plus fréquemment sur les plateaux de télévision que dans les services hospitalo-universitaires dignes de ce nom, est certainement l'effet Dunning-Kruger. C'est le « bon sens », qui fait prendre tellement de mauvaises décisions, c'est-à-dire des décisions prises en « toute bonne foi » par des personnes non instruites mais qui ne le savent pas… Le professeur Jacques Belghiti, le meilleur enseignant que j'aie rencontré, résumait assez bien la chose : « Le bon sens, c'est la science des ignorants… »

La période Covid a donné lieu à une litanie d'effets Dunning-Kruger, car nous étions tous incompétents pour traiter un virus que l'on ne connaissait pas. Étienne Klein a même écrit un petit essai sur le phénomène au terme de la crise, dont le titre était *« Je ne suis pas médecin, mais je… »*[1], en référence aux nombreuses personnes

1. Klein É., « *Je ne suis pas médecin mais je…* », Gallimard/« Tracts de crise », 2020.

qui donnaient leur avis, faisaient des prédictions, voire proposaient des solutions sans aucune légitimité scientifique. Le problème, c'est que les médecins eux-mêmes n'étaient pas très compétents pour faire face à une maladie au diagnostic difficile, dont on ne connaissait pas l'histoire naturelle. On pensait par exemple qu'il s'agissait d'une maladie purement respiratoire, alors qu'on sait aujourd'hui que le virus s'attaque à la paroi des microvaisseaux, ce qui entraîne des thromboses, surtout dans le poumon évidemment, mais ailleurs aussi[1].

La chirurgie est un domaine complexe, fait de situations imprévisibles et de décisions cruciales prises dans le feu de l'action. Or, dans le meilleur des cas, les sources d'erreur y sont légion. Internes, externes, contextuelles, académiques, structurelles, intempestives. Le compte rendu opératoire, censé nous en prémunir, est très insuffisant. Le modèle de Reason, pourtant plutôt fruste, trop peu employé. Le gruyère chirurgical est plein de trous. J'aimerais que ça change.

1. Willyard C., « Coronavirus Blood-Clot Mystery Intensifies », *Nature*, vol. 581, n° 7808, 2020, p. 250.

Chapitre 3

Que faire ?
Les changements systémiques

Une manière simple et intuitive de progresser sur la reconnaissance et l'utilisation de l'erreur serait d'importer en chirurgie ce qui se fait depuis longtemps en aviation : le principe de la « boîte noire », qui procède à l'enregistrement de toutes les informations de vol. On pourrait ainsi concevoir un ensemble de micros et de caméras qui enregistrent toute l'opération, voix comprises, non seulement le champ opératoire mais aussi ce qui se passe dans la salle. Grâce à cela, nous disposerions d'un outil réactif qui permettrait, en cas de problème (ou pas, d'ailleurs), d'analyser les difficultés rencontrées et les éventuelles erreurs commises, bref, de remonter plus facilement aux causes.

Cette technique se développe aux États-Unis et au Canada, et j'essaye de participer à son déploiement en France. La difficulté principale n'est pas d'ordre technique (même si, à l'heure actuelle, la technique non plus n'est pas encore tout à fait au point). Elle est à chercher chez le chirurgien, qui renâcle souvent à l'idée qu'on filme ses moindres faits et gestes et prend ce procédé comme une intrusion invasive dans sa pratique. Je ne dis pas ça en l'air : avec des sociologues de l'Institut Mines-Télécom Atlantique, nous avons conçu un questionnaire à ce propos, afin de sonder mes collègues. Seraient-ils d'accord pour accueillir un système de boîte noire dans leur salle d'opération ? Cette étude n'a pas encore été publiée mais, croyez-moi sur parole, les retours ont été très négatifs. L'idée passait mal, les répondants étaient systématiquement sur la défensive. Ils craignaient qu'on les « flique ». Ils disaient en substance : « On n'a pas envie du regard des autres, le nôtre suffit. Et on a peur de l'assureur ! » Comment se fait-il que les pilotes acceptent « naturellement » ce que les chirurgiens rejettent d'emblée ?

Bienveillance et culpabilité

Je crois que l'individualisme du métier est au cœur du problème, de même que son manque de bienveillance. Le métier de pilote est bien plus collectif. Pilote et copilote se surveillent mutuellement, pour le bien de tous, le tout dûment enregistré pour analyser les erreurs potentielles et les corriger au prochain vol. Ce modèle pourrait à mon avis très bien s'exporter en chirurgie. Mais actuellement, le bloc n'a rien d'une cabine de pilotage. On y compte un seul opérateur, le chirurgien, entouré d'exécutants dont on attend qu'ils l'admirent plus qu'ils ne le critiquent. En cas de réussite, seul le premier récolte les lauriers. En cas d'échec, le chirurgien devrait donc assumer seul les erreurs.

Reconnaître une erreur susceptible d'entraîner la mort n'a rien d'évident. De ce point de vue, le pilote d'avion a au moins l'avantage de ne pas pouvoir s'extraire de la situation : si l'avion s'écrase, il s'écrasera avec. Il ne peut pas tuer ses passagers et retourner au travail le lendemain. Sa responsabilité s'étend à sa personne. Ce n'est pas le cas du chirurgien. Seul le patient payera dans sa chair l'erreur du chirurgien. Et comme les chirurgiens sont des humains comme les autres, plutôt que les séquelles de son erreur, il en traînera la culpabilité. À laquelle viendra s'ajouter la honte ressentie, face au patient, face aux membres de son équipe, face aux autres chirurgiens.

Ce poids de la honte et de la culpabilité individuelle explique que le chirurgien préfèrera bien souvent ignorer l'erreur plutôt que l'affronter. Il refusera de la voir et refusera qu'on puisse la mettre en évidence. Comme il ne tiendra pas à en commettre de nouvelles, il ne prendra plus de risque, car cela entraînerait trop d'erreurs possibles, et en conséquence, il n'apprendra ni ne découvrira plus rien. Il ira à l'encontre de la logique du métier et plutôt que de s'adapter sur le fil à toutes les situations inédites qui se présentent quand on est face à un patient particulier, il visera toujours à bien respecter la norme, le chemin du milieu, le mieux balisé, quand bien même la chirurgie n'est pas un domaine où la norme est toujours pertinente. Tous les patients sont différents. Il faut pouvoir tolérer un écart à la norme pour les besoins de l'opération.

Il faudrait peut-être introduire ici une distinction de vocabulaire : la chirurgie ne fonctionne malheureusement pas tant selon le principe de l'équipe que sur celui de l'équipage, organisation militaire dans laquelle les tâches sont fixées de la tête vers la base, du chef au sous-chef et aux exécutants. Le vocabulaire employé le traduit bien, d'ailleurs : chef de clinique, aide en premier, aide en second, on dirait la description d'un régiment. De là probablement ce sentiment du chirurgien qui, à chaque opération réussie, se sent habité d'un sentiment de victoire personnelle. Passer à une organisation en équipe, plutôt qu'en équipage, permettrait de cesser de glorifier le seul chirurgien pour distribuer les lauriers plus équitablement, à tous ceux qui le méritent, radiologues, anesthésistes, infirmiers, mais également à reconnaître plus facilement l'erreur commise, puisque le poids de la culpabilité se trouverait tout aussi réparti, et que la honte disparaîtrait puisque toute l'équipe se trouverait dans le même avion. Enfin, cela faciliterait l'écart à la norme : il est difficile d'assumer un écart fondé sur sa seule expertise, voire sur son instinct. En revanche, quand c'est contrôlé par un collectif, par une équipe, il devient plus envisageable d'emprunter les chemins tortueux, moins balisés : tout le monde est de cet avis, tout le monde est au courant, allons-y ! L'écart à la norme, ainsi accepté, devient un facteur d'audace et d'innovation. Dans le cas contraire, quand il est décidé par le seul chirurgien, l'écart est loué quand il réussit, ce qui peut être facteur de risque, et dissimulé quand il échoue.

Une autre raison de donner plus d'importance au travail d'équipe et de faire progresser plus vite les internes en particulier, c'est qu'une « boîte noire », pour servir à quelque chose, devra être visionnée au moindre doute, ce qui demande du temps. Or, plus de temps accordé à ce dispositif signifie mécaniquement moins de temps passé au bloc. Cela impose d'être moins consommateur de personnel lors des opérations, et le meilleur moyen d'y parvenir sans mettre en péril la qualité des soins, c'est d'accorder aux habituels aides plus d'autonomie. Grâce à des solutions technologiques dont on parlera plus tard dans ce livre, on pourra leur faire davantage confiance pour réaliser certains gestes qu'on estime pour l'instant réservés aux chirurgiens experts. Réduire la voilure en salle d'opération est un bon moyen de passer de l'équipage à l'équipe, à la petite cellule collective plus modeste en taille mais dont l'efficacité est accrue. Ce qui aurait de plus l'avantage secondaire de faire un peu descendre les chirurgiens de leur piédestal. Moins de théâtralité, moins de cinéma, mais une formation plus rapide des aides et plus de progrès pour tout le monde.

L'erreur systémique

La technique de la boîte noire, une fois mise au point, constituerait un moyen plus précis de déterminer l'erreur, de remonter aux causes, quand cause chirurgicale il y a[1]. Mais à l'heure actuelle, plutôt que de tenter de développer des solutions techniques pour son élaboration ou d'améliorer les solutions

1. Jung J. J., Jüni P., Gee D. W. *et al.*, « Development and Evaluation of a Novel Instrument to Measure Severity of Intraoperative Events Using Video Data », *Ann Surg*, vol. 272, n° 2, 2020, p. 220-226 ; van Dalen A. S. H. M., Jansen M., van Haperen M. *et al.*, « Implementing Structured Team Debriefing Using a Black Box in the Operating Room: Surveying Team Satisfaction », *Surg Endosc*, 2020.

existantes, on lui préfère encore la technique plus connue et moins risquée, qui a fait ses preuves dans bien d'autres domaines, de la patate chaude. L'erreur n'est plus alors un point précis, qui reposerait sur les épaules d'un seul homme ni même d'une équipe, elle remonte et devient une succession de dysfonctionnements malencontreux dont la plupart sont de la responsabilité de l'administration. C'est la fameuse « erreur systémique », invoquée à tout bout de champ. Il y a parfois du vrai bien sûr. Il arrive que le « système » soit mal conçu, que l'administration prenne de mauvaises décisions. Et ce sont bien sûr les erreurs dont on parle le plus, les erreurs politiques, en quelque sorte. Mais ce ne sont pas elles qui m'intéressent. Être responsable, personnellement responsable, de la mort d'un patient a de quoi bouleverser. C'est une responsabilité écrasante dont le poids suffit parfois à briser l'échine du plus solide des chirurgiens. Dans ce genre de cas, le « système » sert de moyen de protection. Dire à un médecin « tu as tué ce patient » reviendrait à l'accabler. Mieux vaut se tourner vers les charges horaires trop lourdes ou les moyens insuffisants.

Mais si tout le monde est responsable, si le « système » est responsable, plus personne ne l'est, et personne ne se corrige en conséquence. L'erreur n'est pas prise en compte, ou pas directement. Et si personne ne fait l'effort de dire au chirurgien que tel geste a été mal exécuté ou que la stratégie n'était pas la bonne, il aura bien plus de mal à en prendre conscience et à le corriger pour les interventions futures. Ajouter à cela ce que j'évoquais au chapitre précédent, à savoir qu'une erreur pourrait bien briser sa carrière, et vous commencerez à saisir l'étendue du problème : comment conférer à l'erreur sa place en chirurgie ?

Une des clés est justement détenue par ce fameux « système » qui devrait mieux protéger les « fautifs », en particulier les fautifs qui le reconnaissent, plutôt que de les punir et les livrer à l'opprobre. De même, placer l'erreur en place publique permet à toute l'équipe soignante de déployer sa bienveillance, plutôt que de laisser le chirurgien se débrouiller avec sa culpabilité ou, pire, de l'accabler. Mais, et c'est un grand « mais », le « mais » central de ce livre : il faut que l'erreur ne se reproduise plus. Pour cela, il est nécessaire de la corriger, ce qui implique de l'identifier, de l'analyser, d'en parler, de la circonscrire, pour enfin l'éradiquer. Le rôle du système, c'est de construire un environnement favorable au bon exercice du métier, un exercice serein, où l'erreur n'est ni cachée, ni niée, ni reproduite. C'est un rôle ambitieux, transversal, qui doit s'exercer dans tous les domaines clés, non seulement la pratique de la chirurgie, mais aussi la formation et la recherche. Or, en l'état, aucun de ces étages n'est exempt de problèmes graves et générateurs d'erreur, sans pour autant disposer de systèmes et d'outils d'analyse et de défense contre l'erreur.

De l'équipage à l'équipe

Le premier étage de ce travail, c'est la création d'un environnement sain et bienveillant, la création d'un collectif prêt à accepter que l'erreur ne soit pas toujours due à une défaillance individuelle. La chirurgie est un travail d'équipe. Avant, pendant et après. Le chirurgien n'est jamais seul, il a besoin en amont des analyses du laboratoire, des diagnostics des spécialistes, de l'imagerie du radiologue et de l'avis de l'anesthésiste. En aval, des soins des infirmiers et des aides-soignants, du kinésithérapeute parfois. Mais pourquoi alors est-ce une discipline si individualiste et si hiérarchisée ?

Aujourd'hui, l'hôpital public est au bout du rouleau parce qu'il a été géré des années durant par des docteurs très individualistes, des capitaines de navire, des chefs d'*équipage* et non des gestionnaires, des chefs d'*équipe*. Il est de bon ton dans les salons de dire le contraire et d'accabler les gestionnaires, les « argentiers », qui n'y connaissent rien, mais ça, c'est plus qu'une erreur, c'est une faute. La bonne gestion de l'argent est fondamentale. L'argent, c'est le collectif. Quand on le néglige, même par grandeur d'âme, par volonté d'humaniser, d'être au plus proche des patients ou que sais-je, on fait en réalité un choix individualiste. C'est ainsi qu'on s'est retrouvé avec cinq centres de transplantation hépatique adulte dans la seule région parisienne pendant des années, quand trois suffiraient ! Cochin, Saint-Antoine, la Pitié, Paul-Brousse, Beaujon : tous de l'AP-HP, tous dotés d'un centre de transplantation hépatique à une certaine période (aujourd'hui, Cochin et Saint-Antoine n'en ont heureusement plus, et nous sommes revenus aux trois centres nécessaires). C'était invraisemblable et indiscutablement le fait d'une volonté médicale, chaque chef de service voulait diriger un programme de transplantation hépatique. C'était de l'argent public gâché, mal géré et surtout un risque pour les malades qui étaient pris en charge dans des centres où moins de trente greffes par an étaient réalisées. Le discours manichéen qui dénie toute compétence à « l'administratif », au « gestionnaire », est complètement faux de ce point de vue. Il a fallu passer par cet échelon administratif pour corriger une situation ubuesque, qui ne faisait que pousser à la concurrence entre les centres et encourageait finalement l'isolement.

Comme les choses évoluent quand même dans le bon sens, bien que lentement, cette situation a été assainie. Aujourd'hui, trois centres de transplantations hépatiques existent en région parisienne. Ainsi, nous songeons à travailler ensemble et non plus les uns contre les autres.

Du moins, nous essayons. J'essaye, avec mon ami, mon collègue et finalement mon meilleur « sparring-partner », le professeur Olivier Scatton, PUPH à la Pitié. Je dis « essayer » car les choses ne sont pas encore très concrètes, mais les projets ont été écrits et « quand il y a une volonté, il y a un chemin ».

Nous sommes parvenus à la même conclusion : avec seulement mille quatre cents greffons hépatiques disponibles annuellement, un chiffre inférieur aux besoins, en baisse constante en raison des progrès médicaux qui plus est, certaines alternatives doivent être envisagées. Je parlerai de la première, le donneur vivant, un peu plus loin. La deuxième, c'est le « split », qui consiste à réaliser simultanément deux transplantations à partir d'un seul greffon en le coupant en deux. Cette technique est encore souvent utilisée dans le domaine de la transplantation pédiatrique. Un foie d'adulte est adressé à une équipe qui doit greffer un jeune enfant et, pour des raisons d'encombrement spatial, il n'est pas possible de transplanter l'organe entier. Le lobe gauche du foie va chez l'enfant et le lobe droit est proposé à une équipe de transplantation adulte. Les deux greffes se font dans deux hôpitaux différents au même moment, par deux équipes, une équipe de transplantation pédiatrique et une équipe de transplantation adulte, entre lesquelles il n'existe pas de compétition. La transplantation d'un foie pour deux adultes est techniquement plus compliquée. Évidemment, elle impose, dès le « split » réalisé, que la transplantation du foie droit et du foie gauche soit aussi faite le plus vite possible et donc simultanément. Elle nécessite en simultané deux équipes de chirurgiens, anesthésistes et infirmiers spécialisés en transplantation adulte, soit autour de quinze personnes, sans compter ceux qui coupent le foie (trois personnes au moins)... Cela fait beaucoup de monde. Et tout le monde doit être prêt, au même moment, à monter dans le même bateau. La chirurgie est un sport d'équipe.

À la fin du siècle dernier, on disposait encore des moyens de réaliser un split pour deux adultes dans un service unique, c'est-à-dire de trouver sept personnes supplémentaires (souvent de nuit...) pour effectuer une transplantation de plus. Aujourd'hui, c'est pour ainsi dire devenu impossible, par manque de motivation des équipes qui n'ont plus l'impression d'« écrire l'histoire de la médecine », et par manque de personnel au bloc opératoire. La technique est tombée en désuétude au point de disparaître quasi complètement en France. Aujourd'hui, 6 % seulement des foies « splittables » sont splittés.

Les équipes de transplantation, plutôt que de s'embarquer dans cette technique complexe, très intense, préfèrent garder le foie entier pour leur patient. Tant mieux pour M. Dupont qui va en bénéficier, mais qu'en dirait M. Durand qui aurait pu disposer de l'autre bout ? Certains diront « un foie entier c'est mieux qu'un foie partiel, M. Dupont est mon malade, je lui donne ce qu'il y a de mieux ». C'est un argument qui peut s'entendre mais, quand on est transplanteur, on gère une pénurie et les décisions sont toujours coincées entre deux impératifs, ceux d'égalité et d'équité : il faut que tous les gens qui attendent un greffon puissent bénéficier d'une transplantation, mais il faut favoriser ceux qui mourront rapidement sans cela… Au bout du compte, le transplanteur opère un malade *et* traite une liste. Pour moi, il vaut mieux deux personnes transplantées avec un « bon résultat » qu'une seule avec un « très bon résultat », mais je conçois que la réponse à cette question soit plus d'ordre idéologique que médical.

Je pense personnellement *aussi* à M. Durand, et je sais que ce n'est pas le cas de tout le monde. Mais c'est aussi le cas d'Olivier Scatton. Nous sommes parvenus à nous entendre là-dessus, à vouloir mutualiser des opérations entre nos services, ce qui prouve que notre génération, qui n'est plus celle des Bismuth, et même plus celle des

Belghiti, a fait quelques progrès par rapport aux précédentes, biberonnées à l'école des mandarins et de leurs élèves qui ne songent qu'à les remplacer. Nous sommes parfois capables de sortir de l'individualisme et de la compétition entre services ou entre chirurgiens, la norme d'autrefois.

J'insiste : le problème ici n'était pas d'ordre administratif. C'était un problème d'ego. La collaboration entre docteurs a plus longtemps été l'exception que la norme. L'AP-HP a même connu un sacré contingent de médecins ou de chirurgiens pas forcément compétents, en particulier sur le plan des rapports humains, jamais évalués, aux manettes jusqu'à la retraite, des personnalités toxiques, dans et hors de leurs services, incapables de gérer une équipe. Ce sont ainsi des conflits entre docteurs qui ont entraîné des suicides de l'AP-HP. Dans ces histoires, les administratifs se contentent de ne pas réussir à les empêcher.

À l'hôpital, le concept de direction des ressources humaines n'existe tout simplement pas. Ce qui signifie pas d'écoute, pas d'entretien, pas d'évaluation. Pas de gestion des conflits. Pas de médiation. On y devient chef de service en fonction de sa date de naissance plutôt que de ses compétences. Même pour décrocher ce Graal du chirurgien qu'est le statut de « PUPH », il n'y a aucun rapport contractuel digne de ce nom, ni sur le plan des objectifs ni sur celui des résultats, entre le candidat et le « mentor ». Le médecin qui vise une carrière académique, celui qui veut devenir PUPH, n'a rigoureusement aucune assurance absolue que cela se produira un jour, quand bien même il serait un bourreau de travail aux résultats exaltants.

Je pousse moi-même la carrière d'un de mes « élèves » (pour reprendre le terme consacré), le docteur Nicolas Golse. Tant que je serai là, je le soutiendrai. Mon objectif n'est pas qu'il me ressemble, mais que je puisse l'inspirer comme d'autres m'ont inspiré il y a quelques années, qu'il devienne meilleur que moi en profitant non seulement de mon réseau mais aussi de mes erreurs, en prenant le meilleur de chacune des personnes qui travaillent au Centre hépato-biliaire. Mais si je disparaissais un jour, si brutalement je changeais d'avis ou je devenais fou, si par exemple je prenais ombrage qu'il ose pointer une de mes erreurs, cela pourrait devenir, très brutalement, beaucoup plus difficile pour lui. Il pourrait se retrouver sans rien, plus de poste car il n'a aucune sécurité de l'emploi, comme de très nombreux médecins dans sa situation (il enchaîne les contrats à durée déterminée avec l'administration). Praticien attaché contractuel, voilà son statut administratif, qui en matière de protection équivaudrait à porter un costume en papier crépon par un soir d'orage. Il est chirurgien digestif spécialisé en chirurgie du foie, il a écrit des dizaines de papiers scientifiques dans de très belles revues, a passé un an à l'INRIA, l'Institut national de recherche en informatique et en automatique, quatre mois au Japon pour sa mobilité (une des exigences du Conseil national des universités pour qu'il accède à ce futur statut de PUPH tant convoité) et il sera prochainement docteur en sciences. Il a trente-huit ans, déjà un parcours du combattant derrière lui, et rien n'est écrit nulle part pour la suite. Aucun document n'atteste que le docteur Nicolas Golse aura un poste de titulaire dans le service s'il atteint tel ou tel objectif à l'année N. L'avenir de l'« impétrant » dépend du bon vouloir de son mentor qui le défendra, le soutiendra devant le reste de l'équipe pour lui permettre de passer devant la bonne commission avec, évidemment, l'aval du doyen de la faculté.

Il y a de quoi réfléchir à deux fois, dans de telles circonstances, avant d'agiter le landerneau en pointant les erreurs de tel ou tel titulaire. Tout le système s'y oppose. Un nouvel arrivant devrait intégrer une équipe et pouvoir communiquer sur les erreurs des anciens, mais il embarque en réalité dans un équipage. Disséquer et critiquer les méthodes du commandant de bord reviendrait à se clouer au sol pour le restant de ces jours. Ainsi calcifiée, l'erreur se perpétue. Et le nouveau chirurgien, pour continuer à voler, se voit forcé d'emprunter la voie habituelle, de se plier aux exigences de l'arbitraire et des restes du mandarinat, cette relation parfois toxique de maître à élève, pour espérer changer quoi que ce soit, peut-être, une fois décroché le titre de PUPH, quand il n'aura plus rien à prouver. Or, il faudrait pouvoir détourner cet avion en plein vol. Pour ce faire, encore faut-il d'abord y embarquer !

C'est ce que j'ai fait, personnellement. Je suis monté dans l'avion, avec les autres, selon les règles habituelles. J'ai travaillé, énormément, jamais moins de douze ou quatorze heures par jour, des années durant, pour devenir PUPH, professeur des universités-praticien hospitalier (les chefs de service des CHU sont PUPH). Je suis très conscient de la difficulté et des dangers du parcours, car le départ inopiné d'un chef de service dans un autre établissement que le mien avait déclenché un jeu de dominos au bout duquel l'arrivée brutale de deux nouveaux PUPH pour un seul départ avait brutalement clos le débat de ma nomination. J'entends encore le doyen de l'époque me dire : « Des choix ont été faits dans votre service, il n'y a plus de poste à court terme, il faut partir, ou rester mais sans être universitaire. » C'était la vérité nue. Comme je ne savais rien faire d'autre que de la chirurgie du foie et de la transplantation, et que je voulais rester à Paris, j'ai choisi la deuxième option, tout en me disant que j'allais tellement travailler qu'ils s'en mordraient les doigts. J'ai frôlé la folie par épuisement professionnel, épisode qui m'a coûté et me coûte encore une indiscutable addiction au travail, mais j'ai réussi à décrocher le Graal : je suis PUPH.

C'est un statut qui permet, en théorie, de concilier trois activités : le soin, la recherche et l'enseignement. La pratique est souvent loin de la théorie cependant, car il est impossible de faire les trois correctement, surtout que se surajoutent à cela des responsabilités administratives. Comme on est praticien hospitalier *et* professeur des universités, le soin doit rester un axe central. Ne pas s'éloigner du terrain est le seul moyen d'avoir des idées pour la recherche et d'être légitime pour enseigner. Il faut néanmoins savoir aussi « cocher des cases » dans les deux autres catégories. Or, si le nombre de cases cochées dans l'enseignement est important, il l'est toujours moins que dans la recherche.

La case « recherche »

Outre passer de l'équipage à l'équipe, il faudra également, si l'on compte un jour accorder à l'erreur sa juste place en chirurgie, s'attaquer à la recherche. La recherche est en médecine le moyen de dissiper le doute et d'éclairer l'action. Son but est d'aboutir à de nouveaux savoirs, qui seront corrigés, amplifiés et étendus par les recherches futures. Elle obéit à des contraintes épistémologiques strictes, bien connues, parmi lesquelles on compte la reproductibilité : l'idée qu'une expérience doit pouvoir être reproduite avec des résultats similaires pour être validées (ou, du moins, pour ne pas être infirmée). Problème : en médecine, ce ne sont pas des boules de billard parfaitement sphériques évoluant dans le vide qu'on étudie, mais des patients, des humains, des organismes biologiques complexes qui se caractérisent par leur variabilité. C'est pourquoi l'arme privilégiée de la recherche en médecine est la statistique. On crée de larges cohortes de patients qu'on va traiter à l'aide de tel ou tel médicament et qu'on associe à un groupe témoin qui se verra, lui, administrer un placebo, puis on compare les résultats obtenus. Ce n'est pas chose simple en chirurgie. Un chirurgien est toujours face à un patient unique dans une situation bien particulière, qui nécessite bien souvent des soins urgents. Il n'a pas le luxe du temps devant lui, pas plus que du placebo. Il faut agir, ici et maintenant. Comment faire de la recherche dans ces conditions ?

La recherche chirurgicale consiste principalement à faire des découvertes au bloc opératoire. Aussi les idées nouvelles en chirurgie, les bonnes idées, n'ont-elles souvent pas besoin d'autant investissement que dans la recherche biomédicale. Elles viendront de l'expérience, des échecs… et des erreurs. Il faut avoir opéré beaucoup, beaucoup de malades pour avoir de bonnes idées. La dernière véritable innovation dans le domaine de la chirurgie du foie est encore une fois la conséquence d'une erreur ou plus précisément d'une « presque-erreur » (autrement dit, un début d'erreur rapidement corrigé pour éviter le pire). C'est la technique dite de l'ALPPS pour « *associated liver partition and portal ligation for staged hepatectomy* », qui a été décrite par Hauke Lang dans *Annals of Surgery* en 2012[1]. Cette technique consiste à sectionner uniquement le tissu hépatique en séparant ainsi le lobe droit et le lobe gauche du foie mais en conservant les vaisseaux. Pour reprendre l'analogie du brocoli, on coupe dans les fleurettes en gardant 25 % du brocoli d'un côté et 75 % de l'autre, mais on ne sectionne pas les branches principales qui vascularisent les deux côtés. Seule la branche droite de la veine porte est liée, celle qui vascularise le côté où l'on a laissé les 75 %

1. Schnitzbauer A. A. *et al.*, « Right Portal Vein Ligation Combined With in Situ Splitting Induces Rapid Left Lateral Liver Lobe Hypertrophy Enabling 2-Staged Extended Right Hepatic Resection in Small-For-Size Settings », *Ann Surg*, vol. 255, n° 3, 2012, p. 405-414.

du volume total, puis on referme la paroi abdominale. On attend huit à dix jours pendant lesquels le foie gauche, les 25 % initiaux, se régénère pour atteindre le double de son volume initial, tandis que l'autre côté, les 75 % initiaux, s'atrophie d'autant. Après avoir vérifié tout ça en comparant l'imagerie par scanner avant et après la chirurgie, on réopère le malade. Lors de cette seconde intervention, il ne reste qu'à couper ce qui reste dans la branche principale droite et sectionner la veine hépatique droite avant de retirer le lobe droit déjà séparé du lobe gauche, celui qui, entre-temps, a grossi.

Pour aboutir à cette technique ingénieuse, le docteur Lang a commis une presque-erreur. En pleine opération, alors qu'il avait déjà commencé à couper le foie et lié la branche droite de la veine porte, il s'est aperçu que le volume du foie qui resterait serait trop petit. Il a alors pris la décision difficile d'arrêter son opération. Il a refermé, en se disant qu'il n'était pas passé loin de la catastrophe. Bien lui en a pris de faire un scanner huit jours plus tard : il découvrit que le petit foie gauche s'était massivement régénéré. Bien lui en a pris, surtout, d'avoir l'audace de réopérer alors que le malade allait parfaitement bien, d'enlever le foie droit en laissant à celui-ci un foie gauche de bonne taille et ainsi d'inventer l'ALPPS… Une fois de plus, c'est l'association d'une presque-erreur et d'un chirurgien audacieux qui a fonctionné. Si la chirurgie avait été réalisée un ou deux mois plus tard, les deux morceaux de foie se seraient « ressoudés » et on aurait retenu qu'il ne fallait pas faire ça. D'ailleurs, personne n'en aurait parlé, car il est très difficile et pour ainsi dire impossible de publier des études dont les résultats sont négatifs. Des centaines d'études négatives n'ont jamais été publiées dans les grandes revues, à tel point qu'un éditeur a même lancé le *Journal of Negative Results in BioMedecine*, dont l'*impact factor* (ou IF, indicateur estimant la renommée d'une revue scientifique) reste toujours bas, car personne n'ose publier dedans[1].

Il le faudrait, pourtant. C'est ainsi que la chirurgie progressera. Mais aujourd'hui, la recherche en chirurgie, loin de s'adapter à son sujet, suit les règles de la recherche médicale en général. On s'intéresse ainsi davantage à la quantité d'articles publiés plutôt qu'à la capacité à expérimenter et à profiter de ses erreurs pour faire avancer la pratique. Or, l'évaluation des activités de recherche tient une place centrale, avant tout parce que les outils existent pour le faire. Ce sont les outils de bibliométrie, sur lesquels est fondé le financement de la recherche publique. En plus du nombre de publications d'un chercheur et de la renommée

1. https://jnrbm.biomedcentral.com/

des revues qui les acceptent (que l'on mesure par l'*impact factor*), des outils de mesure de l'impact des publications elles-mêmes ont été développés. C'est le fameux « H index » qui quantifie la production d'un scientifique au moyen des citations de ses papiers par les autres scientifiques. Depuis peu, le « PlumX Metric », en plus d'évaluer la même chose que le « H index », quantifie l'usage, c'est-à-dire le nombre de téléchargements du papier mais aussi sa mention dans un média quel qu'il soit et son rayonnement sur les réseaux sociaux comme Twitter ou LinkedIn. Ainsi, même si des outils de plus en plus performants existent pour mesurer la « valeur scientifique » d'un chirurgien ou d'un médecin, quand la qualité n'est pas au rendez-vous, il reste la quantité.

Il s'est en effet créé en science une sorte d'économie de la citation, qui a prodigieusement enrichi les éditeurs scientifiques mais pas nécessairement la science. Quelle formidable situation pour un patron de presse ! Vendre un journal à tirage papier nul ou quasi nul, où ni les journalistes ni les relecteurs ne sont payés ! Le business est tellement facile que de plus en plus d'éditeurs de journaux inconnus (mais qui prennent le soin d'utiliser des noms proches de journaux renommés) se multiplient. Tous les jours, les médecins reçoivent des dizaines de mails provenant de journaux se vantant d'être indexés par les outils de bibliométrie, qui proposent, moyennant quelques centaines d'euros, de publier leurs papiers. Le tout est enrobé de la flagornerie habituelle : l'éditeur s'adresse à vous parce que vous êtes un des spécialistes mondiaux de ce sujet qui requiert une « mise au point ». Évidemment, il sera ravi d'évaluer aussi vos autres publications, sur d'autres sujets peut-être. De manière amusante, les mêmes journaux proposent, parfois aux mêmes personnes, quelques centaines d'euros pour relire le même type de publications, écrites par un collègue tombé dans le panneau. Ce seront des articles sans impact, sans importance, mais ils rajouteront toujours une ligne sur le CV. L'économie de la citation tourne ainsi à l'économie de l'ego.

Ce type de système fonctionne car, à côté de cela, publier des travaux vraiment innovants dans de très grandes revues est devenu très difficile (en dehors de la période Covid, un peu particulière). Pour être innovant, il faut des moyens financiers importants, ou savoir tirer profit du hasard, donc de l'erreur ou de la presque-erreur.

Dans le domaine de la recherche biomédicale, beaucoup de grands papiers sont la suite d'une histoire où les auteurs sont descendus toujours un peu plus loin dans la mécanistique pour expliquer tel ou tel phénomène. Dans le meilleur des cas, leurs résultats auront un impact dans la prévention, le diagnostic ou le traitement des maladies. Mais les méthodes d'analyse nécessaires pour les mettre en place sont rapidement hors de portée des petits laboratoires. Seules les équipes très riches s'en sortent, les besoins de financement devenant colossaux. Ce qui explique que beaucoup d'organismes de recherche capables de tenir le coup sont financés, directement ou indirectement, par les laboratoires pharmaceutiques. C'est par exemple le cas de Gustave-Roussy, mais pas de l'Assistance publique-Hôpitaux de Paris. Et voilà pourquoi la recherche en oncologie y est à la traîne. L'AP-HP est trop grosse, trop lourde, trop lente, trop compliquée pour les labos qui ne trouvent jamais le bon interlocuteur pour l'ensemble de l'institution.

En plus de cette complexité, l'AP-HP est obsédée par la propriété de ses données, au point de préférer ne pas les utiliser du tout plutôt que de risquer de les voir passer à la « concurrence ». Pendant ce temps, les systèmes plus petits, plus agiles qu'elle, mettent en place des partenariats public-privé plus facilement. J'essaye de faire changer les choses mais c'est long et difficile, car aux inquiétudes institutionnelles s'ajoute la méfiance des médecins eux-mêmes. Dans ce genre de situations, on paye encore le prix de vieilles querelles médicales de la fin du XXe siècle. Au terme de deux ans de réunions, j'ai enfin mis en place une collaboration entre Paul-Brousse et Gustave-Roussy sur l'environnement tumoral des cancers du foie. J'ai pu constater combien il était facile pour Gustave-Roussy de lever des fonds et de les placer dans tel ou tel projet de recherche. De mon côté, j'avais beau voir s'ouvrir les lignes de crédit nécessaires pour employer techniciens de laboratoire et infirmiers, impossible de recruter. L'AP-HP a les sous mais n'a pas le personnel, elle ne trouve pas de techniciens pour venir couper les lames histologiques dans le laboratoire d'anatomopathologie. Et pour cause : ils sont tous à l'Institut Gustave-Roussy, qui les paye mieux. Mais ils ne peuvent pas venir couper des lames dans l'hôpital d'à côté, car seul le personnel de l'AP-HP peut travailler dans les locaux de l'AP-HP. Aujourd'hui, je n'ai pas encore trouvé de solution à ce problème. Je ne désespère pas. Le Ségur de la santé pourrait améliorer les choses.

Les missions impossibles

Dans le domaine de l'enseignement, c'est principalement le nombre de cours à la faculté de médecine qui compte, mais la demande est très variable. En ce qui me concerne, je suis sollicité au maximum trois fois par an pour aller enseigner aux étudiants en médecine du Kremlin-Bicêtre. Je n'ai jamais très bien compris comment cela fonctionnait mais, c'est un fait, je suis professeur des universités à l'université Paris-Saclay et je dois donner un cours par an, en amphithéâtre, à la faculté de médecine, jamais aucun à l'université Paris-Saclay dans d'autres spécialités. Je fais beaucoup d'enseignement, mais uniquement à des chirurgiens plus jeunes, ou moins spécialisés, ce qui ressemble plus à de la formation professionnelle continue à mon sens. Je suis la démonstration qu'être professeur des universités, dans le domaine chirurgical en tout cas, est davantage un titre, une reconnaissance, un pouvoir que le témoin d'une activité d'enseignant au sens traditionnel du terme. Les gens restent dans leur boîte. Quel dommage de se limiter à la faculté de médecine, quand on travaille comme moi dans la première université du monde en mathématique en 2020, l'université Paris-Saclay !

Finalement, cette situation témoigne simplement du fait qu'il est très compliqué pour un PUPH de remplir correctement sa triple mission de soin, de recherche et d'enseignement. Il est en réalité impossible de faire les trois, tout le monde le sait. Ce *statu quo* cache une certaine hypocrisie car, s'il est impossible de tout faire, il est tout aussi impossible d'être évalué. Universitaires ou non, nous les praticiens hospitaliers, une fois titularisés, ne sommes plus jamais évalués. Les promotions universitaires sont automatiques, pourvu que nous les demandions au bon moment, c'est-à-dire pas trop tôt… Il faut attendre son tour, en fonction de sa date de naissance. C'est compréhensible, étant donné l'absence de critères en dehors des données de bibliométrie. Quant à évaluer les praticiens sous l'angle des soins, là encore, le seul critère actuel, c'est le nombre. La qualité des soins n'est pas prise en compte, pas plus que l'avis des malades.

Cela rattrape le débat actuel sur le financement de l'hôpital public, budget global contre tarification à l'acte. Il est de bon ton de dire « on n'est pas là pour faire du chiffre », « l'hôpital ne devrait pas tarifier ses prestations », etc., mais l'alternative, le budget global, autrement dit le système précédent qui consistait à allouer un budget annuel donné à chaque hôpital, connaissait aussi son lot de problèmes. Par exemple, dès lors qu'on approchait ce budget d'un peu trop près avant la fin de l'année fiscale, on arrêtait d'opérer. Ce n'est guère mieux. C'est même pire, pour tout dire. La tarification à l'acte, pour paraphraser Churchill, c'est comme la démocratie : la moins mauvaise des solutions connues. Il est cependant souhaitable de l'améliorer, par exemple en tenant mieux compte de la qualité des soins. Notre système actuel est très imparfait. Il évalue la qualité des soins sous deux rapports uniquement : l'avis des malades et la mise en place des méthodes éprouvées, telles que la check-list. Mais il n'évalue pas leurs effets ! C'est ainsi qu'on examine seulement le taux de réhospitalisation pour déterminer la qualité des soins d'un établissement donné. C'est une métrique pleine de trous, un outil fruste, imprécis et même trompeur, puisque rien n'indique qu'un patient retournera dans le même hôpital en cas de problème.

Le dogmatisme académique : une étude de cas

Voilà comment se passent à l'heure actuelle la recherche et l'enseignement en chirurgie. Le parcours est semé d'embûches et la moindre erreur vous fait trébucher, ce qui nuit à la transparence comme à l'apprentissage. La recherche est gangrénée par la course à la publication et, faute de prêter attention à l'erreur, se coupe de l'innovation. Quant à l'enseignement, c'est un titre, souvent dépourvu de réelle substance. Alors, que faire ?

Disposer, au bloc chirurgical, de l'équivalent de la boîte noire de l'aéronautique permettrait une évaluation bien plus rigoureuse de la qualité des soins, et donc un net progrès de la recherche en chirurgie, par la quantité considérable de données qu'elle permettrait de corréler. Mais en attendant son implémentation hypothétique, une autre technique est accessible : le *benchmarking*, qui consiste à considérer de très grosses séries de malades dans des lieux différents, pour tirer des conclusions d'ordre général sur ce que seraient réellement les bonnes pratiques, les soins de qualité. Sur ce principe, j'ai récemment dirigé un travail qui a abouti à définir la norme en matière de suites opératoires « normales » après une chirurgie du foie sous cœlioscopie, à partir de l'analyse des suites de quatre mille quatre cents patients opérés dans vingt-neuf centres français en quinze ans[1]. Il est donc possible de définir la norme en chirurgie, et la qualité des soins. C'est un exercice dont les sociétés savantes pourraient se charger, et que j'ai cherché à appliquer en créant l'Observatoire des hépatectomies au sein de l'Association de chirurgie hépatobiliaire et de transplantations (ACHBT).

Pour pouvoir découvrir des choses et faire tomber des dogmes, il faut disposer de résultats

1. Hobeika C. *et al.*, « Benchmark Performance of Laparoscopic Lateral Sectionectomy and Right Hepatectomy in Expert Centers », *J Hepatol*, vol. 73, n° 5, 2020.

concernant beaucoup de malades sur une période récente, des grandes cohortes, recrutées dans un maximum de centres hospitaliers. C'était le but de l'Observatoire des hépatectomies. Avec le professeur Olivier Farges et le professeur Emmanuel Boleslawski, nous avons recueilli des données préopératoires, per-opératoires et post-opératoires dans cinq grands centres de chirurgie hépatique, supervisant cinq mille malades. Cela afin d'étudier certaines pratiques qui passaient pour des vérités dans la littérature, mais qui n'avaient jamais été suffisamment testées pour tirer des conclusions fermes sur leur qualité réelle. C'est ainsi que nous nous sommes aperçus que le pic de transaminase, une substance libérée par le foie en souffrance, n'était pas un si bon indicateur qu'on le prétendait. Pendant longtemps, on a considéré qu'un taux élevé de transaminase était lié à des risques post-opératoires. On a donc créé des médicaments spécifiquement pour le faire chuter. On a élaboré des procédures entières en fonction de ce taux (et on le fait toujours dans certains centres). Or, les études menées grâce à l'Observatoire des hépatectomies ont montré que c'était faux. C'était une *erreur*. Une erreur non identifiée jusqu'ici, parce que personne n'avait pensé à bien mesurer cette donnée sous le rapport de la qualité des soins. Dès qu'on l'a regardée de près, on a découvert qu'il n'existe aucun lien entre le taux de transaminase et la mortalité ou les complications en post-opératoire[1].

De la même manière, nous avons pu trancher un fameux débat parmi les chirurgiens : faut-il administrer de l'aspirine à un malade lors d'une hépatectomie ? Auparavant, chacun s'était fait sa petite idée sur la question dans son coin, entre ceux qui évitaient de le faire pour ne pas augmenter les saignements et ceux qui préféraient au contraire en administrer systématiquement. Grâce aux données recueillies par l'Observatoire, il est à présent avéré qu'une opération sous aspirine ne saigne pas plus, et qu'elle est associée à une baisse de la morbi-mortalité, car elle diminue la probabilité d'accidents cardio-vasculaires en post-opératoire[2].

Il n'aurait pas été possible d'obtenir un tel résultat dans le cadre d'une étude contrôlée, qui constitue pourtant la voie royale dans beaucoup d'autres domaines, celui du médicament en particulier. Elle convient en réalité très mal à la chirurgie. Une étude contrôlée consiste à réunir deux groupes de sujets, un qui subira le traitement, l'autre non

1. Boleslawski E. *et al.*, « Relevance of postoperative peak transaminase after elective hepatectomy », *Ann Surg*, vol. 260, n° 5, 2014.

2. Gelli M. *et al.*, « Use of aspirin and bleeding-related complications after hepatic resection », *Br J Surg*, vol. 105, n° 4, 2018, p. 429-438.

(c'est le groupe de contrôle). La clé de cette technique, c'est que tout le reste, tout l'environnement de l'expérience, doit être le même pour les deux groupes, puisqu'il s'agit d'isoler l'effet du traitement en lui-même. Cela pose plusieurs problèmes en chirurgie, un domaine où le facteur humain intervient à coup sûr, où chaque centre et même chaque chirurgien ont leurs manies, leurs pratiques, autrement dit leur conception propre de la qualité des soins, où le temps est un luxe et les généralisations problématiques. On dispose ainsi, depuis longtemps, d'une étude contrôlée sur des marges de résection à deux centimètres en cas de tumeur primitive du foie[1], alors que la plupart des centres et des chirurgiens pratiquent des marges au mieux d'un centimètre. Personne ne la suit, alors qu'elle est massivement positive. Les marges de deux centimètres sont bien plus efficaces, cela ne fait aucun doute. Seulement, elles ne correspondent jamais à la situation pratique. Il est en réalité extrêmement rare de pouvoir prélever un centimètre de tissu sain supplémentaire.

J'ai monté il y a plusieurs années un protocole, « Transphil », qui tentait d'étudier les mérites

1. Shi M. *et al.*, « Partial hepatectomy with wide versus narrow resection margin for solitary hepatocellular carcinoma: a prospective randomized trial », *Ann Surg*, vol. 245, n° 1, 2007, p. 36-43.

comparés de la résection (la chirurgie, si vous préférez) et de la transplantation précédée d'une radio-chimiothérapie dans le cas d'une tumeur bien particulière, le cholangiocarcinome périhilaire, un cancer des voies biliaires à l'entrée du foie. Un article américain avait montré que la technique « transplantation et chimiothérapie » sur des patients non opérables, pour lesquels la résection ne s'envisageait donc plus, obtenait 69 % de taux de survie à cinq ans. Ce chiffre de survie était franchement supérieur à celui que donne la résection (45 % à cinq ans), une opération pourtant réalisée chez des patients « opérables », qui présentent donc des tumeurs moins évoluées. Comme la transplantation fonctionne lorsque la maladie n'a pas encore envahi les ganglions et que les patients « opérables » ont des tumeurs plus précoces, nous avions supposé avec mon collègue et ami, le professeur Emmanuel Boleslawski, que l'on pourrait encore améliorer les chances de survie en transplantant plus tôt même les patients « opérables ». Autrement dit, nous cherchions à corriger ce que nous supposions être une erreur de décision fréquente, de choix entre deux opérations possibles face à un même diagnostic : en optant plus souvent pour la résection face aux cas moins critiques, il était possible que nous diminuions les chances de survie de nos patients. Afin de lancer notre étude contrôlée, il fallait monter le PHRC. Le PHRC désigne un « programme hospitalier de recherche clinique ». Il est constitué d'une lettre d'intention, qui sera examinée, puis du dossier proprement dit, dans lequel il s'agit d'évaluer le budget en fonction du nombre de sujets nécessaires à partir des données épidémiologiques disponibles, souvent anciennes et presque toujours issues d'autres pays, aux procédures différentes. Voilà qui avait déjà occupé pendant quelques mois l'équipe constituée. Le calcul effectué à partir des données américaines donnait deux groupes de vingt-quatre malades nécessaires pour mener l'étude à bien. Ces chiffres sont calculés pour pouvoir « affirmer » que la différence de survie (ou pas…) que l'on obtiendra dans chaque groupe ne sera pas le fait du hasard : il faut que le célèbre « petit p », ou « p », soit inférieur à 0,05. En recherche biomédicale, cela traduit la « certitude » que ce que l'on observe a moins de 5 % de chance d'être dû au hasard. Pourquoi 5 % plutôt que 1 % ou 10 % ? Parce qu'il faut décider ce qu'est le « vrai » et, depuis des années, des mathématiciens et des méthodologistes débattent autour de cette question fondamentale. Paradoxalement, la dictature du « petit p » a fusillé de jolies découvertes en aimant aussi peu le hasard. Jeter aux oubliettes une observation qui a 7 % de chance d'être « fausse », alors qu'à 5 % ce serait une découverte formidable, c'est tout de même dommage... C'est comme ça, nos « certitudes » reposent elles-mêmes sur des dogmes.

Notre étude a été financée par le PHRC en 2012, mais elle n'a démarré qu'en 2014. En 2019, nous avons dû l'interrompre avant de parvenir à des conclusions fermes, pour deux raisons.

La première était le défaut d'inclusion. Je n'avais sur cette période pu réunir que trente-huit malades. L'occurrence de la tumeur en France était bien en dessous de mon évaluation. C'était peut-être une erreur de ma part, mais c'est surtout le cas général des PHRC ; les données recueillies dans le dossier ne sont que des estimations, et elles surestiment très fréquemment la fréquence des cas, ce qui multiplie les études infructueuses. Pour pallier ce problème, le dossier devrait comporter une simulation de la faisabilité réalisée en lien avec le SNDS, le Système national des données de santé. Ce n'est toujours pas le cas aujourd'hui.

De plus, malgré tous nos efforts, les centres hépatiques de la région n'ont pas collaboré. Ils n'ont pas inclus certains de leurs malades dans les essais, alors qu'ils convenaient. Sans raison particulière, et certainement pas parce qu'ils n'étaient pas au courant. J'avais remué ciel et terre pour faire connaître l'étude, jusqu'à réaliser un clip vidéo sur les réseaux sociaux pour ça ! À quoi cela sert-il d'avoir des centres hospitalo-*universitaires*, s'ils ne jouent pas le jeu de l'université et contribuent à l'effort de recherche ? Autant en faire des centres hospitaliers tout court ! J'ai longtemps réfléchi à ce défaut d'inclusion. Pourquoi les chirurgiens n'incluent-ils pas leurs malades ? La meilleure hypothèse que j'ai pu construire, c'est que la résection de cette tumeur est une opération très complexe, donc très gratifiante, et que les chirurgiens ont souvent envie de la mettre en œuvre plutôt que de se diriger vers la transplantation. Le plaisir chirurgical égocentré a probablement été un obstacle au progrès et, en tout cas, à la recherche en chirurgie.

La deuxième raison, c'est que, même si le « bon sens » indiquait que l'idée était bonne, il y avait déjà, en 2019, plus de morts dans le groupe des transplantations « en intention de traiter » (c'est-à-dire avant la transplantation, dans la phase de préparation) que dans le groupe de contrôle. Le Comité de surveillance éthique a dit stop, et il a eu raison. J'avais probablement négligé un élément, qu'on pourrait résumer par le « biais du survivant » : dans l'étude américaine qui m'avait inspiré ce PHRC, les patients non résécables ont déjà vécu de longs mois avec leur maladie ; ils sont toujours vivants sans métastases à distance. Une sélection par le temps s'est déjà effectuée au moment où l'on se pose la question de la transplantation. Prendre le problème en amont, et décréter qu'on transplantera même les résécables, c'est en réalité élargir l'échantillon de manière déraisonnable à des patients qui n'auraient pas atteint ces stades vivants. Il fallait les opérer avant. Il fallait, comme toujours, se méfier du « bon sens » et pourtant, que ce soit Emmanuel Boleslawski ou moi, nous connaissions parfaitement cette maladie. Nous avons été victimes de l'effet Dunning-Kruger, des décisions prises en « toute bonne foi » par des personnes non instruites mais qui ne le savent pas. Mais maintenant, on le sait…

Cette étude de sept ans a coûté trois cent cinquante mille euros. Sa conclusion fut qu'on ne pouvait pas conclure puisqu'elle n'avait pas été menée à terme. Cependant, moi, j'avais ma réponse. L'étude contrôlée n'est probablement pas un format qui convient en chirurgie, où le temps manque, où la constitution des cohortes est difficile, où chaque centre a ses techniques et ses modèles, où rien n'est jamais tout à fait *mutatis mutandis*, où enfin la vie des patients est constamment en jeu. Je regrette d'avoir fait cette étude. On ne trouve jamais rien de nouveau quand on connaît à l'avance ce que l'on cherche. Au mieux, on comprend que l'on fait fausse route et on rebrousse chemin. C'est précisément ce que l'on a fait, nous sommes revenus au point de départ et nous n'avons pas complètement répondu à la question.

Chirurgie et transparence

En chirurgie, découvrir les choses ne peut souvent se faire que par des analyses rétrospectives, en regardant ce qui se passe *a posteriori* quand tel ou tel chirurgien emploie telle ou telle méthode. Il faut faire confiance à l'intuition, à l'expérience et aux connaissances du chirurgien. Il faut laisser le hasard, et donc l'erreur, faire son œuvre pour que l'innovation émerge. C'est en plus moins coûteux, c'est moins chronophage, et ça crée de la confiance. Mais cela nécessite en contrepartie de la transparence, afin qu'aucune donnée inconnue, ou dissimulée, ne vienne fausser nos analyses, afin que toute erreur soit décortiquée dans toutes ses implications. Et cela nécessite de la bienveillance, car l'erreur est humaine et même nécessaire, même en chirurgie, et des procédures particulières, pour encadrer l'erreur chirurgicale.

Le problème de la variabilité des contextes, du fait qu'une résection à Paris n'est pas une résection à Tokyo, serait aussi résolu par plus de transparence, par une évaluation centre à centre, individu par individu, par une descente analytique jusqu'au cas particulier, bref, par la boîte noire contrôlée et la transparence parfaite. Cela existe déjà en chirurgie thoracique sous la forme d'Epithor, une base de données épidémiologiques complète créée par Marcel Dahan. Complète, et *nominative*. Les chirurgiens y sont associés à leurs opérations, ce qui permet de les tirer vers le haut, et d'alerter sur d'éventuels problèmes.

Reste à trouver un moyen générique et généralisé pour que ces futures bases de données soient installées partout, et bien remplies, avec une interface homme-machine qui évitera de rendre cette tâche fastidieuse. Cela permettra en outre d'informer plus efficacement les malades. C'est un sujet de recherche actuel, une des multiples solutions technologiques que je propose d'employer pour un réel progrès en chirurgie.

Chapitre 4

La réalité est un point de vue

La chirurgie, simple ou complexe ? C'est compliqué...

Qui prédit le mieux la difficulté à venir d'une opération, celle qui entraînera l'erreur ? Le radiologue ou le chirurgien ? L'Académie de chirurgie nous avait réunis avec le professeur Maxime Ronot, radiologue à Beaujon, pour débattre sur cette question, et nous étions évidemment d'accord : si le radiologue n'apporte pas d'images de qualité, il est difficile pour le chirurgien de prédire quoi que ce soit, et en particulier les difficultés futures de son intervention.

Filant la métaphore du sculpteur, le mieux à même de juger la statue, Maxime Ronot a avancé que le chirurgien était le plus capable d'identifier les difficultés. Cela n'a rien d'évident, bien sûr, parce que les grosses opérations sont toujours à la fois complexes et compliquées. Ces deux termes sont importants et ils ne se recoupent pas.

La mortalité des hépatectomies majeures en France oscille autour de 7 % dans les trois mois qui suivent les interventions. En Allemagne, c'est entre 9 et 11 %. (En analysant ces chiffres, on constate au passage que la mortalité commence vraiment à baisser pour les centres qui effectuent plus de cinquante fois par an cette opération ; encore un argument contre la dispersion des compétences et pour la bonne administration de l'hôpital.) Dans un article de 2018, des auteurs japonais ont tenté de relier la réussite des hépatectomies aux difficultés que le chirurgien prévoyait de rencontrer d'une part (autrement dit, l'opération sera-t-elle complexe ?), et à la technicité de l'opération d'autre part (est-ce, *in abstracto*, une opération simple ou une opération compliquée ?)[1]. Les résultats sont intéressants. On remarque tout d'abord que les deux axes ne se superposent pas. Ainsi, des opérations jugées très complexes peuvent avoir des suites opératoires simples tandis que d'autres opérations, a priori plus simples, seront responsables de terribles complications après la chirurgie. On remarque surtout que l'axe simple/compliqué n'est pas un bon prédicteur de la mortalité : une opération n'est

1. Jang J. S. *et al.*, « Performance of the Complexity Classification for Predicting the Difficulty of Liver Resection for Hepatocellular Carcinoma », *Ann Surg*, vol. 267, n° 1, 2018, p. 18-23.

pas forcément plus dangereuse parce qu'elle est plus compliquée. C'est parce que le chirurgien s'est correctement adapté à la complexité que les suites opératoires n'ont pas posé de problème quand bien même l'opération était difficile. Le problème est ainsi d'adapter la compétence du chirurgien à la complexité de la chirurgie car, lorsque c'est le cas, lorsque les chirurgiens disposent des compétences adaptées, ils sont généralement capables de résoudre une situation compliquée[1].

La difficulté, bien sûr, est de prédire la complexité de la chirurgie mais aussi de savoir évaluer ses propres compétences. C'est ce que nous avons analysé à l'Observatoire des hépatectomies. Nous avons demandé à des chirurgiens de prédire le risque de complication et la durée d'hospitalisation de leurs patients et ce, avant, pendant et après l'opération proprement dite. Leurs prédictions ont été très mauvaises. Dans 47 % des cas, ils ont sous-estimé la durée d'hospitalisation. Dans 23 %, ils l'ont surestimée. 70 % d'échec ! Bref, prédire les suites d'une opération, c'est plus que compliqué. C'est complexe. Complexe, ce n'est pas simple et c'est pire que compliqué.

1. On reconnaît dans cette distinction du complexe et du compliqué le vocabulaire posé par Laurent Degos dans son livre... *Éloge de l'erreur !*, paru au Pommier, en 2013.

Une tâche simple, par exemple, ce serait suivre les étapes d'une recette de gâteau au yaourt : on fait ça tranquillement, sans trop réfléchir du moment qu'on la connaît bien, et le résultat est conforme aux attentes. Une tâche compliquée, c'est envoyer des astronautes sur la Lune. Il y a des tonnes de paramètres à considérer, de technologies à mettre en œuvre, mais une fois tout mis à plat, la réflexion aboutit à une solution, et on y arrive. Une tâche complexe, c'est élever un enfant : tout autre chose. Il y a tellement de paramètres qu'il est impossible de les prendre tous en compte. L'objectif lui-même est mal défini. Il n'existe aucune formule connue permettant d'y arriver à coup sûr.

La chirurgie se classe très souvent dans cette dernière catégorie. Le chirurgien fait régulièrement face à des situations fluides, mouvantes, imprévues. En amont, les choses sont plus simples. Je vais prendre pour exemple un diagramme bien connu des hépatologues, conçus par des médecins espagnols, qui gouvernent les procédures thérapeutiques en cas de cancer du foie. C'est le fameux diagramme du BCLC (Barcelona Clinic Liver Cancer) qui donne les actes thérapeutiques à tenter en fonction de la gravité de la maladie, du nombre de nodules cancéreux et de leur taille[1] : une chirurgie, une transplantation, un traitement radiologique, un traitement médical ou rien du tout… C'est une recette de cuisine rigide, une simplification de la réalité qui met le malade dans un couloir thérapeutique dont il est difficile de s'extraire si on suit la recette à la lettre. Le malade était comme ça au début de son histoire, il faut lui faire ce traitement et même si ça marche au point de « rebattre les cartes » et de reconsidérer la situation initiale, on ne change pas de stratégie. Ce n'est évidemment pas ce que l'on fait en pratique, car la recette de cuisine a été fabriquée sur la base de statistiques réalisées à partir de milliers de malades. Or, on n'en traite toujours qu'un seul, un cas particulier, pas une statistique.

La « recette de cuisine espagnole » est donc souvent inadaptée, si bien qu'elle laisse au chirurgien le soin de résoudre les difficultés présentes sans plus d'indications. Par exemple, elle ne considère pas la position de la tumeur dans le foie. La réponse qu'elle apporte pour une tumeur située dans les régions superficielles est la même que pour une tumeur profonde. Or, pour le chirurgien, ce sont deux situations très différentes. La première est simple, la deuxième

1. Llovet J. M., Bru, C. et Bruix, J., « Prognosis of hepatocellular carcinoma: the BCLC staging classification », *Semin Liver Dis*, vol. 19, n° 3, 1999, p. 329-338.

est compliquée (elle exige beaucoup de technique), voire complexe (elle est imprévisible, la situation est mouvante). Prenez un brocoli et essayez de couper une branche en plein cœur sans rien abîmer autour : c'est compliqué. Il n'y a pas de façon sûre d'y parvenir qui marcherait à tous les coups, pour tous les brocolis de la Terre. Il faut bien considérer le brocoli particulier que vous tenez entre les mains, étudier au maximum sa structure interne, avant de trouver un chemin qui permettra d'y parvenir, puis procéder (et la réussite n'est pas garantie). S'il s'agissait de couper une fleurette de la couche externe, en revanche, il suffirait de dire : repérez la tige, écartez un peu ses voisines, coupez. Ça marche à tous les coups.

Le chirurgien est obligé d'ajouter de la subtilité dans les modèles simples dont d'autres médecins peuvent se contenter. Le premier niveau de subtilité dans le domaine de la chirurgie du foie a été développé par un chirurgien anatomiste, Claude Couinaud, qui a décrit un modèle, un référentiel anatomique, à partir de l'observation de l'organisation interne du brocoli dont on parle depuis le début de ce livre. Il a décrit deux grosses branches qui se redivisent elles-mêmes en deux puis encore en deux pour définir respectivement un foie droit et un foie gauche puis, de chaque côté, des secteurs puis des segments. Ce sont les huit segments hépatiques de Couinaud que tous les chirurgiens hépatiques du monde connaissent parfaitement bien, nommés en reprenant l'organisation des arrondissements parisiens. Le segment 1 est au centre. En tournant dans le sens horaire, on trouve le segment 2, le segment 3 et le segment 4 dans le foie gauche, puis les segments 5 à 8 dans le foie droit. Couinaud a tracé les frontières verticales des segments du foie, constituées par les plans des trois veines hépatiques principales, et les frontières horizontales, qui sont définies par les plans des pédicules portaux sectoriels. Ce paradigme, cette expression de la réalité anatomique, est globalement juste. Mais ce n'est évidemment qu'un schéma, qui décrit une anatomie partagée par la plupart d'entre nous. C'est une expression « modale » du réel, suffisante pour échanger entre collègues sur la position d'une tumeur ou le volume du foie droit ou gauche, mais c'est souvent insuffisant pour planifier la chirurgie et surtout pour guider la main dans le détail.

Pietro Majno, un chirurgien hépatique suisse, a parfaitement bien décrit cette inadaptation du schéma de Couinaud à toute chirurgie hépatique plus précise que celle qui consisterait à retirer la partie droite ou gauche du foie[1]. Le schéma de

1. Majno P., *et al.*, « Anatomy of the Liver: an Outline With Three Levels of Complexity—a Further Step Towards Tailored Territorial Liver Resections », *J Hepatol*, vol. 60, n° 3, 2014, p. 654-662.

Couinaud est vrai pour la première division pédiculaire, les deux premières grosses branches du brocoli, mais devient très faux ensuite. Chaque grosse branche ne se redivise pas toujours en deux, mais parfois en trois ou en quatre et, évidemment, les pédicules sectoriels et veines principales ne cheminent pas selon un plan parfait, conforme aux lois de la géométrie. Si on veut retirer le feuillage du brocoli qui dépend d'un pédicule sectoriel particulier, il faut ainsi être capable de s'affranchir de Couinaud, en analysant l'anatomie spécifique du malade que l'on opère. Force est de constater que beaucoup de mes collègues ont du mal à réaliser cet exercice intellectuel. Ils cherchent toujours à faire rentrer l'anatomie du malade dans le modèle de Couinaud, bien que ce soit parfois rigoureusement impossible. Le compte rendu opératoire décrit alors sincèrement des choses fausses. Nous sommes finalement démunis pour décrire le complexe. C'est ce que voulait dire Paul Valery par sa célèbre phrase : « Le simple est toujours faux. Ce qui ne l'est pas est inutilisable. »

Heureusement, il existe des techniques qui permettent de se préparer aux situations non seulement compliquées, mais aussi complexes. Pour les concevoir, il faut aller faire un tour dans les autres disciplines du savoir que celles que l'on apprend à la faculté de médecine.

Hémodynamique et erreur conceptuelle

Mon père est neurophysiologiste. Sans doute est-ce pour ça que j'ai conçu très tôt une vision plutôt mécanistique de la connaissance : notre perception du monde est le fruit de nos synapses. Nous sommes en permanence face à une réalité d'une complexité telle que nous sommes obligés de la simplifier à outrance pour pouvoir ne serait-ce que la considérer, au point que tout, en nous, n'est qu'interprétation.

La vérité est une chose subtile. Dès qu'on la creuse, elle change. À l'opposé de cela, la médecine vit sur des dogmes. Des recettes éprouvées, transmises intactes du maître à l'élève. C'est ainsi que pendant des décennies, on a considéré que la cytolyse hépatique, une augmentation du taux de transaminase à la suite d'une opération du foie, était un « élément de gravité », autrement dit quelque chose à éviter à tout prix. Et pourtant, c'est faux, comme je l'ai montré avec Olivier Farge au sein de l'Observatoire des hépatectomies (voir le chapitre 3, « Que faire ? Les changements systémiques »).

Pourquoi le taux de transaminase augmente-t-il après une opération ? Il existe beaucoup de réponses possibles : compression des muscles, sécrétion résiduelle de la partie de foie qu'on enlève, entre autres. Mais en réalité, peu importe. On s'en moque. Il suffit de décrire. Pas besoin d'expliquer, de se raconter de belles histoires physiologiques qui montreraient qu'on a parfaitement compris le mécanisme de tout ça. Pire, tenter d'expliquer peut nuire : on *croyait* que le taux de transaminase indiquait un foie souffrant car on se racontait des histoires autour de la mort des cellules, censée les libérer. On se fondait sur un matériau connu, les causes de la libération des transaminases, et on échafaudait à partir de ces briques toute une théorie, tout un discours, un bâtiment entier sur le terrain glissant de notre intuition.

Après une chirurgie du foie, les morts post-opératoires sont dues, dans 80 % des cas, à une insuffisance hépatique. La quantité de foie fonctionnelle qu'on laisse est insuffisante pour pouvoir assurer les fonctions vitales de l'organe. La malade meurt avant que le foie ait été capable de bien se régénérer. Plus que le volume du foie lui-même, c'est l'inadéquation entre le volume du sang qui entre dans le foie et le volume du sang qui en sort qui est la cause. Depuis le début de ce livre, je compare le foie à un brocoli mais en fait ce n'est pas un brocoli. C'est *deux* brocolis, tête contre tête. Le sang rentre par le pied du premier, la veine porte, parcourt le réseau formé par les branches des deux têtes, puis il ressort par le pied du deuxième, la veine hépatique. La chirurgie hépatique consiste à considérer non seulement l'organisation anatomique entrante, les pédicules portaux, mais aussi sortante, les veines hépatiques. Pour cette raison, une des premières choses à prendre en compte pour une hépatectomie est le volume du foie qui restera au patient, qui doit rester adapté au flux sanguin entrant. Si le foie est trop petit, le sang envoyé par le pied entrant va congestionner les branches, qui n'arriveront pas à l'écluser suffisamment rapidement vers le pied sortant.

Au terme d'une hépatectomie, nous avons observé par des séries de mesures de la pression portale (le sang entrant, donc) du foie restant des patients qu'une valeur supérieure à 20 mmHg (pour « millimètres de mercure ») était associée à une mortalité après la chirurgie. La valeur normale étant inférieure à 10 mmHg, cette augmentation de pression témoigne nécessairement de la présence d'un obstacle dans le foie[1]. Son volume peut être trop faible, ou bien une veine peut avoir été coupée par mégarde, ce qui le rend encore plus congestif : il se gonfle comme une éponge du sang

1. Allard M. A., *et al.*, « Posthepatectomy portal vein pressure predicts liver failure and mortality after major liver resection on noncirrhotic liver », *Ann Surg*, vol. 258, n° 5, 2013, p. 822-829.

qui s'écoule et ne peut en conséquence en absorber plus. Une solution simple, même simpliste quand on l'analyse rétrospectivement, consistait à moduler le flux sanguin à l'entrée du foie avec un anneau. Je suis donc allé voir un industriel qui fabriquait des anneaux gastriques en silicone pour faire maigrir les obèses et je l'ai convaincu de concevoir l'anneau en question. Nous avons fabriqué l'AVR, l'anneau vasculaire réglable, un objet en silicone en forme de fer à cheval de douze millimètres de diamètre au sein duquel on vient positionner la veine porte. L'AVR se gonflait et se dégonflait en injectant du sérum physiologique dans une chambre silicone contenue au sein du « fer à cheval » à travers une tubulure qui sortait de l'abdomen du malade, ce qui permettait aussi d'extraire le dispositif sans réopérer. J'ai bataillé pour les financements nécessaires aux expérimentations sur l'animal. Ça fonctionnait, nous avions moins d'insuffisance hépatique en diminuant le diamètre de la veine porte après une hépatectomie majeure chez le porc mais, pour être honnête, on ne savait pas vraiment comment[1]. Je m'étais perdu

1. Bucur P. O. *et al.*, « Modulating Portal Hemodynamics With Vascular Ring Allows Efficient Regeneration After Partial Hepatectomy in a Porcine Model », *Ann Surg*, vol. 268, n° 1, 2018, p. 134-142.

dans la complexité des choses. Plus je travaillais et lisais à propos des liens entre le volume, les débits et la pression portale, moins je comprenais. Pression, débit, toutes les informations que je trouvais étaient complètement dogmatiques. Ça fonctionnait chez le cochon, mais pour passer à l'homme, il fallait beaucoup plus d'informations mécanistiques et il y avait trop de paramètres à prendre en compte pour déterminer le temps de serrage optimal en fonction du volume du foie. Je n'y arrivais pas.

Et puis j'ai repensé à mon père qui, en plus d'être neurophysiologiste, était un geek avant l'heure. Il avait programmé dans les années 1970 un logiciel de simulation des réseaux neuronaux, *Neurobiocluster*. Je me suis demandé si la solution n'était pas à chercher de ce côté-là. L'ordinateur se fiche du nombre de paramètres. Ce n'est jamais trop pour lui. J'ai écouté à ce propos une conférence de Dirk Drasdo sur la simulation informatique et je me suis retrouvé dans sa pratique[1]. Le fonctionnement individuel des cellules ne me posait pas de problème, je le connaissais. J'avais

1. Hoehme S., *et al.*, « Prediction and Validation of Cell Alignment Along Microvessels as Order Principle to Restore Tissue Architecture in Liver Regeneration », *Proc Natl Acad Sci USA*, vol. 107, n° 23, 2010, p. 10371-10376.

les briques. Mais j'ignorais leur fonctionnement global, l'architecture du bâtiment.

Je me suis décidé à demander l'aide d'une mathématicienne, Irène Vignon-Clémentel, à qui j'ai expliqué ma vision de l'hémodynamique (le nom savant pour désigner la circulation des liquides dans le foie). Elle a mis cette vision en équation : partant de l'idée que cela devait fonctionner de la même manière qu'un réseau électrique, elle a créé un modèle numérique du foie. Elle a lancé une simulation informatique à partir de là, et nous avons comparé le résultat aux données expérimentales que nous avions recueillies chez le gros animal – à la réalité.

Le choc a été rude pour mon ego : j'avais absolument tout faux. J'ai compris à ce moment-là que je ne comprenais rien. En revanche, j'avais sous les yeux un modèle qui parvenait à reproduire approximativement les données des expérimentations que nous avions menées chez le porc (sans rien n'y comprendre non plus, là n'est pas la question)[1]. Je me suis alors lancé dans le processus consistant à l'affiner et l'affiner encore, avec

1. Audebert C., Bekheit M., Bucur P., Vibert É. et Vignon-Clémentel I. E., « Partial Hepatectomy Hemodynamics Changes: Experimental Data Explained by Closed-Loop Lumped Modeling », *J Biomech*, n° 50, 2017, p. 202-208.

l'aide de cette mathématicienne, afin d'obtenir une simulation le plus précise possible de l'hémodynamique. Sans avoir à la comprendre. Sans avoir à l'expliquer. Mon but n'était pas de coller un récit sur le monde, mais de créer des jumeaux numériques du foie de mes patients, des modèles informatiques qui se comporteraient exactement de la même façon, afin de pouvoir expérimenter sans risque, afin de tenter l'opération virtuelle avant le premier de coup de bistouri, et d'en observer les conséquences précises sur la version numérique avant de modifier l'organe réel.

Il ne s'agissait plus de comprendre le monde mais de résoudre le problème. Je ne cherchais plus la vérité. Et j'ai découvert grâce à cela que l'anneau vasculaire n'était pas encore suffisamment au point pour pouvoir être utilisé chez l'homme. J'avais commis une erreur. Je m'étais trop fié à mon intuition. Or le réel est bien souvent le contraire de ce que l'intuition imagine dès lors qu'on s'y enfonce un peu profondément. Il devient de plus en plus compliqué et verse dans le complexe, et voilà qu'on se trouve obligé de le simplifier à mesure qu'on s'éloigne de nos perceptions quotidiennes afin de lui donner du sens. L'erreur est humaine, en effet. Mais les ordinateurs n'ont pas ce problème. Ils sont un formidable moyen de l'éviter.

Les calculs numériques sur l'hémodynamique ont un autre énorme avantage. Sans eux, on employait, pour déterminer le volume du foie minimal que le patient devait conserver après une hépatectomie, le seuil empirique de 0,5 % en volume du poids corporel[1]. Au-dessous de ce seuil, on observait parfois des congestions post-opératoires, ce pour quoi on l'avait établi. Mais c'était un peu fruste : des congestions pouvaient se produire même en gardant plus de foie, et à l'inverse des patients dont le foie était en dessous du seuil vivaient très bien ainsi. C'est logique : le volume total du foie n'est que la caractéristique secondaire de ce qui nous intéresse ici, à savoir la pression à l'entrée de la veine porte, ce pour quoi j'avais inventé ce fameux anneau. Le modèle numérique, qu'on a affiné grâce à des données obtenues sur les porcs, puis ajusté à l'homme, nous permettra bientôt de personnaliser ce fameux seuil, de le rendre plus pertinent, adapté à chaque patient.

1. Truant S., Oberlin O., Sergent G. *et al.*, « Remnant Liver Volume to Body Weight Ratio > or =0.5%: A New Cut-off to Estimate Postoperative Risks After Extended Resection in Noncirrhotic Liver », *J Am Coll Surg*, vol. 204, n° 1, 2007, p. 22-33.

Modèles numériques

Le modèle numérique que je viens de décrire est « 0 D », il ne se préoccupe que de chiffres. C'est une représentation symbolique du foie, pas une reproduction anatomique exacte. Or, la disposition précise des veines change la donne. Pour changer du brocoli, imaginez un ballon, relié à deux tuyaux. Ouvrez le premier tuyau, l'eau va entrer dans le ballon, le remplir et s'écouler dans le deuxième. Si vous disposez correctement ce deuxième tuyau, il n'y aura pas de problème, votre ballon servira de réservoir et gardera un volume constant. Maintenant, coudez le deuxième tuyau. L'écoulement se passe moins bien. Au niveau du ballon, la pression entrante est devenue supérieure à la pression sortante. Le ballon est congestionné. Il y a risque de rupture. Autrement dit, la position de la veine hépatique, chargée de l'écoulement du sang, est déterminante, ce dont un modèle 0 D ne peut rendre compte. Pour cela, il fallait aller plus loin, jusqu'au jumeau numérique.

La modélisation numérique ne se limite pas à l'hémodynamique, bien sûr. On modélise aussi bien l'anatomie : on obtient grâce à l'imagerie médicale les caractéristiques exactes de l'organe du patient, et on en dérive un modèle qu'on peut explorer à loisir, sous toutes les coutures, avec ou sans un casque de réalité virtuelle sur la tête. Grâce à ce modèle numérique, on passe sans mal du simple au compliqué, du cas théorique, très général, au plus particulier, jusqu'au patient lui-même : ce qu'on étudie n'est pas un foie standard, c'est son jumeau numérique. On personnalise l'action dans le moindre détail. Des chirurgiens japonais ont montré depuis longtemps que l'étude préalable du modèle numérique avant l'hépatectomie diminue le taux de récidive des cancers du foie[1]. C'est un formidable outil d'exploration du sujet, de préparation de l'opération, et d'anticipation des difficultés.

L'avis des intéressés

Je parlais plus haut des rôles parallèles du radiologue et du chirurgien dans l'évaluation de la difficulté d'une opération. Il s'agissait bien sûr de l'évaluation a priori, avant l'opération. Après l'opération, tout se simplifie puisque le patient devient le juge de paix. C'est lui qui vit avec les conséquences

1. Mise Y., Hasegawa K., Satou S. *et al.*, « How Has Virtual Hepatectomy Changed the Practice of Liver Surgery?: Experience of 1194 Virtual Hepatectomy Before Liver Resection and Living Donor Liver Transplantation », *Ann Surg*, vol. 268, n° 1, 2018, p. 127-133.

de l'opération, lui qui a de réels éléments factuels à apporter en matière d'amélioration ou de dégradation de la qualité de vie, par exemple. Les savants de leur côté évaluent la qualité des soins, armés de leurs statistiques et de leurs abaques, mais ce ne sont que des simplifications. Le patient, lui, est bien plus concerné par la réalité complexe des faits avérés.

Nous vivons à l'époque du « principe de précaution », du zéro risque, dans un univers médical où l'on soigne déjà très bien les malades. À l'ère des traitements ciblés en oncologie, de l'immunothérapie, de la radiothérapie de précision et de la radiologie interventionnelle, il faut aujourd'hui que les résultats de la chirurgie soient très bons, voire meilleurs, pour justifier ce choix thérapeutique. Dans un monde où des alternatives à la chirurgie donneront des survies comparables, la qualité de vie va devenir un élément majeur de décision. Et qui est le mieux à même d'évaluer la qualité de vie, si ce n'est le patient ?

Faudrait-il pour autant faire intervenir le patient dans la décision de procéder ou non à telle ou telle opération ? Ils n'ont pas pour la plupart les bons outils pour comprendre les tenants et les aboutissants. Comment les leur donner ? Ce n'est pas un problème qui intéresse beaucoup certains de mes collègues, au point que le patient qui pose de nombreuses questions n'est pas toujours bien reçu. Je concède une chose à ces collègues peu pédagogues : ce n'est pas au patient de décider. Mais faut-il pour autant l'exclure de la stratégie et des préparatifs ? Pourquoi ne pas lui expliquer avant en quoi consistera l'opération le plus précisément possible ?

Je m'y efforce de mon côté, par exemple au travers des applications pour smartphones et tablettes que j'ai développées rien que pour ça[1]. Il s'agit d'une modélisation en trois dimensions d'un foie humain standard, que l'on peut rendre transparent pour voir son organisation interne, et au sein duquel on vient placer des sphères qui représentent le cancer. J'ai commencé en 2010 à développer ce type d'applications de communication médecin-malade et au fil des années, en travaillant toujours avec les mêmes programmeurs de jeux vidéo, j'ai presque obtenu l'outil que je voulais. Dans la dernière mouture de l'application, on représente graphiquement un avatar du foie du patient (plus ou moins gros, plus ou moins fibreux...), un avatar de la maladie du patient et surtout les conséquences, sur cet avatar, des différentes modalités thérapeutiques, la chirurgie bien sûr mais aussi celles des autres traitements. En consultation, je suis ainsi capable d'apporter de

1. https://ercpchc.fr/

la connaissance à mes patients. La connaissance, c'est de l'information dans un contexte. Je pense que tous les chirurgiens apportent au moins des informations à leurs malades, du type « Je vais vous opérer d'un carcinome hépatocellulaire sur cirrhose et je vais vous faire une résection du segment 8. C'est dans la partie haute du foie, juste sous le diaphragme ». Je l'ai fait aussi pendant quelques années, avec un ton très paternaliste qui fait gagner beaucoup de temps en consultation. Et puis, un jour, une patiente un peu moins timide que les autres m'a expliqué qu'elle n'avait rien compris, j'ai donc fait un dessin mais, comme on n'a jamais de stylo et qu'en plus je dessine très mal, j'ai trouvé les moyens de fabriquer l'outil qu'il me manquait.

Cette application est gratuite, tous les médecins peuvent la télécharger. Aucun ne le fait, ou très peu. Prendre du temps pour le patient n'est pas entré dans la tradition qui, en revanche, considère que donner trop d'explications serait source d'angoisse pour le malade avant la chirurgie. Le malade aime faire confiance à son chirurgien, comme on fait confiance à son père, à « celui qui sait ». Pourtant, on devrait pouvoir évaluer si un patient mieux informé est un patient moins angoissé et si un patient moins angoissé récupère mieux en post-opératoire. On devrait pouvoir mais je n'y suis jamais arrivé. L'application était trop peu utilisée par mes collègues pour pouvoir en tirer une conclusion quelconque, en dehors du fait que « ça prend trop de temps en consultation ». Je n'ai jamais obtenu le financement qui m'aurait permis d'aller plus loin sur la piste de l'évaluation. Je continue à l'utiliser avant chaque opération et je reste persuadé, mais il y a évidemment un biais énorme, que c'est utile pour les malades.

Je crois déceler un peu de paresse de la part de certains de mes collègues face à ce « nouvel » outil, dans lequel ils ne voient qu'une surcharge de travail en consultation car, évidemment, plus le malade est instruit, plus il pose de questions et, en plus, elles sont souvent bonnes. J'ai ainsi le souvenir d'un cordonnier qui m'a fait changer de stratégie chirurgicale. En fait, j'utilise cet outil pour tester la solidité de mon argumentaire devant un malade instruit. Tout le monde ne se saisit pas du progrès de la même manière.

Incidemment, les outils d'intelligence augmentée d'aide à la décision dont nous disposerons en consultation nous apporteront du « temps de cerveau disponible » pour prendre ce temps de la communication avec le malade.

Chapitre 5

Penser puis faire

En chirurgie, les progrès techniques sont constants mais ils se font de plus en plus à la marge. Nous ne sommes plus à l'ère de la découverte de la chirurgie sous cœlioscopie, de la transplantation d'organes ou de la circulation extra-corporelle, des techniques qui révolutionnèrent la chirurgie. C'est pourquoi ma conviction profonde est que la meilleure piste de progrès à l'heure actuelle, c'est la transformation du rapport à l'erreur, un domaine dans lequel la marge de progression est immense. Je suis certain que cela aboutirait à des découvertes majeures, et que cela accélèrerait le processus de formation.

Cette transformation n'empêche pas la technologie d'avoir encore son mot à dire. C'est d'ailleurs lié sur bien des points, puisque toute une gamme d'outils pourrait être introduite en partant de cette réflexion sur l'erreur. J'en suis tellement convaincu que j'organise, depuis 2016, le Week-end de l'innovation chirurgicale, le WIC, un rendez-vous annuel atypique qui rassemble des intervenants de nombreuses professions afin de discuter à l'abri, d'échanger en toute confiance, sans hiérarchie, dans un environnement bienveillant.

C'était au départ très centré sur le numérique. J'avais été inspiré par les travaux de l'IRCAD de Strasbourg, où le professeur Jacques Marescaux avançait sans relâche dans les domaines de la réalité virtuelle, de la réalité augmentée et de la robotique en chirurgie. Les progrès étaient réels, mais peu de malades sont opérés dans l'environnement de l'IRCAD même si un IHU, un institut hospitalo-universitaire, est aujourd'hui adossé à l'IRCAD. Et je crois que cela les handicape, car ils n'ont pas de moyens simples de tester leurs outils. Ils opèrent probablement beaucoup plus de cochons que de malades avec une vision finalement très théorique, presque fantasmée, de la chirurgie. Une chirurgie virtuelle qui ne se salit jamais les mains. On y parle beaucoup de robots chirurgicaux, par exemple. Et j'ai moi-même longtemps emprunté cette pente, croyant y discerner la seule voie d'avenir. J'en suis toutefois revenu. Je crois à présent que les robots ne seront jamais capables, pas avant plusieurs révolutions technologiques du moins, de s'adapter à une situation aussi complexe et compliquée qu'une opération. Les robots nous seront très utiles, et ils le sont d'ailleurs déjà, mais d'une tout autre façon.

C'est pourquoi les échanges du WIC se sont enrichis, à mesure de ses éditions successives, de l'analyse du facteur humain et de la technologie pour améliorer les résultats de la chirurgie.

Le WIC est un *think tank*, un lieu de réflexion où nous avons construit avec des chirurgiens, des anesthésistes, des sociologues, des informaticiens et quelques start-up, venues là se nourrir, une certaine vision de l'avenir de la chirurgie. Mais le but est d'agir, on ne va pas se contenter de penser ! Avec le professeur Patrick Duvaut, directeur de l'innovation à l'Institut Mines-Télécom, nous avons ainsi créé en mars 2019 la Chaire d'innovation BOpA (pour « bloc opératoire augmenté »), le *do tank*, dont l'objectif est d'être un « laboratoire de progrès au bloc opératoire » destiné à toute l'AP-HP. BOpA existe, ce n'est pas qu'un concept, c'est un lieu de cent soixante mètres carrés au sein de l'hôpital Paul-Brousse qui a pour vocation de réunir « les gens du bloc opératoire » et des ingénieurs, des informaticiens ou encore des sociologues autour de projets concrets et financés par du mécénat. BOpA a pour vocation de devenir tout à la fois la tour de contrôle, les instruments de bord et la boîte noire du bloc chirurgical. Il y apportera la technologie pour augmenter les capacités des acteurs et tenter de transformer les esprits afin qu'ils sachent se saisir de ces possibilités nouvelles. Cette deuxième partie du problème sera évidemment la plus difficile à résoudre. BOpA utilise la puissance de l'informatique pour faire non pas de l'intelligence artificielle (je n'ai jamais cru à ce concept) mais de l'intelligence augmentée ou auxiliaire à destination du bloc opératoire. Les ordinateurs sont là comme des copilotes, une tour de contrôle et un outil d'organisation, de cryptage et de « notarisation », enfin, des données issues de l'activité chirurgicale. Ils ne seront pas là pour remplacer le chirurgien, qui sera toujours le seul responsable du malade. Ce problème de responsabilité sera évidemment un des nombreux problèmes, et non des moindres, qui seront abordés dans BOpA. Il nécessitera des compétences juridiques spécifiques.

La technologie de BOpA passe par l'internet des objets, qui augmenteront le bloc opératoire par la vision, la parole et le toucher. Ces objets communiqueront à très haut débit avec de puissants serveurs informatiques pour traiter, analyser et stocker les données afin de prévenir les erreurs, les comprendre et surtout innover en découvrant « par hasard ». C'est le principe de la recherche inversée et de la sérendipité, fondé sur un constat simple, déjà évoqué en ces pages : on ne trouve presque jamais rien de nouveau quand on connaît déjà ce que l'on cherche. Les véritables innovations sont toujours le fait du hasard, de l'erreur ou de la presque-erreur, ou bien de paradoxes mis au jour lors d'expériences de pensées, tels que ceux qui conduisirent Albert Einstein à imaginer la relativité et la mécanique quantique.

La Chaire d'innovation BOpA s'articule autour de trois grands axes de recherche et développement pour le bloc opératoire : l'internet des objets, le stockage des données et le facteur humain. Dans l'axe technologique, nous avons trois briques pour augmenter le chirurgien : le Blok-Viz pour mieux regarder, le Blok-Bot pour mieux écouter les conseils et le Blok-Touch pour mieux interagir avec son environnement. Je vais rapidement vous les décrire.

Le Blok-Viz

En chirurgie sous cœlioscopie, c'est-à-dire à ventre fermé, le chirurgien réalise ses gestes en regardant ce qu'il fait sur un écran situé au-dessus ou à côté du malade grâce à une caméra au bout d'un endoscope introduit dans le ventre par un trou d'un centimètre. Le chirurgien manipule des instruments de trente centimètres de long qui passent eux aussi dans d'autres trous, de cinq millimètres cette fois-ci. Dans cette situation, il est évidemment simple d'enregistrer le flux vidéo de la caméra et de filmer très correctement ce que fait précisément le chirurgien. Pourtant, même si de plus en plus d'opérations se font sous cœlioscopie, la chirurgie complexe ou en urgence se fait encore beaucoup par voie ouverte. Dans mon domaine, la chirurgie complexe du foie et surtout la transplantation, c'est encore le cas de l'immense majorité des gestes.

Quand la chirurgie est faite en ouvrant le ventre, il est toujours beaucoup plus complexe de filmer ce que fait le chirurgien. La caméra est souvent située au centre du scialytique, cette grande lampe circulaire de cinquante à quatre-vingts centimètres de diamètre qui nous éclaire par le dessus et que les infirmières de bloc opératoire orientent au mieux pour nous apporter de la lumière en la faisant « slalomer » entre des têtes penchées au-dessus de l'incision. S'il est possible d'exploiter toute la surface du cercle de lumière pour arriver à le poser au bon endroit, il est très difficile pour une caméra centrale de filmer autre chose que des dos ou des têtes qui ne s'écartent que très furtivement pour laisser apparaître, au loin, le champ opératoire.

Dans le Blok-Viz, nous avons développé avec des ingénieurs de l'Institut Mines-Télécom un bandeau de tête intégrant de petites caméras à haute définition stabilisées par un gyroscope pour filmer précisément ce que regarde le chirurgien. Un oculomètre analyse le regard chirurgical en suivant la position des pupilles de l'opérateur. En plus de résoudre le problème de la captation d'images lors de la chirurgie ouverte, cette technologie de suivi du regard va permettre de comprendre la manière dont un chirurgien analyse visuellement une situation donnée, mais elle sera aussi capable de détecter des signes de stress ou de fatigue. Dans le futur, que ce soit en chirurgie ouverte ou en cœlioscopie, comprendre où regarde le chirurgien sera un atout majeur pour les algorithmes de *computer vision*, autrement dit pour donner les moyens à un ordinateur d'identifier la phase de l'opération dans laquelle se trouve le chirurgien. Ce sera important pour faire fonctionner le Blok-Bot...

Le Blok-Bot

Malgré quelques difficultés d'implantation en France, les chirurgiens connaissent de longue date la check-list, développée par Haynes[1]. Elle consiste en une série de points à vérifier au cours de « temps de pause » imposés, avant l'anesthésie, avant l'intervention, après l'intervention. Son utilisation a

1. Haynes A. B. *et al.*, « A Surgical Safety Checklist to Reduce Morbidity and Mortality in Global Population », art. cit. On peut consulter la dernière version de la check-list de la HAS (Check-list « Sécurité du patient au bloc opératoire », version 2018 : « Vérifier ensemble pour décider ») ici : https://www.has-sante.fr/upload/docs/application/pdf/2016-02/version_2016_de_la_check-list_securite_du_patient_au_bloc_operatoire.pdf

diminué la mortalité de 1,5 % à 0,8 % et les complications post-opératoires graves de 11 % à 7 % dans l'étude princeps publiée dans le *New England Journal of Medicine* en 2009. C'est une idée très simple et pile dans mon sujet : elle vise directement à éviter les erreurs les plus classiques. Le Blok-Bot fonctionnera un peu selon le même principe, mais il se concentre sur une phase de l'opération que la check-list ignore, à savoir l'intervention proprement dite. C'est un robot sur le modèle d'Alexia ou de Siri. On le déclenchera en l'appelant par son prénom : Henri (mon petit hommage à Henri Bismuth), et on lui posera des questions : « Henri, rappelle-moi les antécédents de M. Durand. » Mais lui aussi peut en poser. Henri ne se contente pas de répondre. La check-list ne sert à rien quand on ne la consulte pas. Henri contourne ce problème. Il demande : « Avez-vous enlevé la vésicule ? – Oui. – Y a-t-il des calculs ? » Et en fonction de la réponse du chirurgien, il adapte la suite : « Oui, Henri, il y a des calculs – Alors pensez à vérifier la voie biliaire principale. » Et ainsi de suite. Loin de s'arrêter au cas général comme la check-list, il demeure grâce à cela utile même dans des situations compliquées, et en plus de contribuer à prévenir les erreurs classiques, il étend son champ d'action, par exemple en évitant des effets tunnel, quand le chirurgien s'entête à ne pas voir ce qu'il faudrait. Dans un monde idéal,

Henri pourrait même finir par écrire lui-même le compte rendu de l'opération. Une vraie boîte noire à lui tout seul ! Henri est actuellement en construction dans le Blok-Bot et, au mois de juillet 2020, il est déjà capable de répondre à des questions simples en allant chercher les informations sur une base de données que nous avons spécifiquement conçue pour ça. Il faut attendre encore un peu pour qu'il fonctionne parfaitement, mais la compréhension du langage naturel par des ordinateurs est en progrès constant. Incidemment, si l'on parvenait à faire fonctionner également la compréhension du texte écrit en langage naturel, Henri pourrait aller chercher des informations dans une base de données qu'il aura constituée de lui-même en « lisant » des documents habituels. Il ne sera plus nécessaire d'assigner une personne au remplissage des cases pour alimenter sa base de données. Ça aussi, nous l'avons intégré dans le Blok-Bot. J'espère qu'on n'a pas fini d'entendre des « OK Henri » un peu partout.

Le Blok-Touch

Le temps du robot chirurgien n'est pas encore venu, et il est probablement très loin. Ce n'est pas un hasard ni un caprice de l'innovation, le boom de l'IA a touché la chirurgie comme tout le reste (et peut-être même plus), mais l'IA est pour l'instant cantonnée aux tâches *compliquées*, du genre qui nécessitent l'analyse rapide de millions de données. Elle n'est pas faite pour les tâches *complexes* qui nécessitent de l'initiative, des capacités d'adaptation et de prise de risque, des qualités qui lui sont pour l'heure encore inaccessibles. Ainsi, et pour l'instant, la réflexion tourne plutôt autour du « chirurgien augmenté », des outils d'interaction homme-machine.

Le robot qu'on croise le plus souvent de nos jours au bloc s'appelle « da Vinci ». Développé par la société Intuitive, il s'agit en toute rigueur non d'un robot mais d'un télémanipulateur, un appareil qui permet au chirurgien d'opérer à distance, mais pas de trop loin quand même car il ne faudrait pas qu'un temps de latence apparaisse ; plutôt dans le coin de la pièce, confortablement installé dans un fauteuil plutôt que gêné par son aide en second un peu trop corpulent, par exemple. Son énorme avantage, c'est qu'il apporte au chirurgien ce que la cœlioscopie lui avait principalement retiré : l'articulation du poignet vers le haut ou vers le bas, le mouvement que l'on effectue sur la poignée d'une moto pour la faire accélérer… Ce « robot » a redonné six degrés de liberté dans les mouvements des instruments, avec une vision en trois dimensions de très belle qualité. À l'extrémité de chacun de ses bras, des instruments spécifiques sont en effet manipulables dans toutes les directions par un véritable « poignet mécanique » que le chirurgien télécommande bien assis dans sa console, le front posé contre un coussin situé juste au-dessus d'une sorte de « masque de plongée » à travers lequel il s'immerge complètement dans un champ opératoire filmé par une caméra 3D. Je me souviens d'Henri Bismuth qui disait au début des années 2000 qu'il se mettrait à la cœlioscopie le jour où « il serait possible de mettre plus qu'un œil et des pinces dans le malade mais la tête et les mains ». Eh bien, aujourd'hui, c'est le cas.

Le principal problème de ces petites merveilles, c'est le prix. Plusieurs millions d'euros par machine que les structures de soins payent sans aucune preuve de leur intérêt clinique sur le plan de l'amélioration des résultats. Le principal intérêt du robot aujourd'hui, c'est ainsi de pouvoir afficher la présence d'un robot chirurgical dans ses murs : ça fait venir des malades qui pensent qu'un chirurgien qui opère avec un robot, c'est forcément plus sûr…

Da Vinci est utile au-delà de l'affichage, bien sûr, ne serait-ce que parce qu'il constitue un support d'innovation sur lequel seront développées de nouvelles technologies, mais il est temps qu'une concurrence à la société Intuitive se développe. Depuis trois ans, on entend parler de très gros acteurs comme Medtronic ou Verb Surgical, un des pseudopodes de Google, qui proposeront bientôt de nouveaux robots. Ce ne sont pour l'instant que beaucoup de fantasmes sans rien de nouveau sous le scialytique. On voit toujours le même « télémanipulateur » vendu très cher par une société monopolistique, avec laquelle il est très difficile de discuter « recherche et innovation ».

Il existe peut-être une alternative meilleur marché, qui permet en plus d'intégrer des méthodes pour conférer un peu d'intelligence à ce manipulateur. Elle a été développée par Brice Gayet et s'appelle CoBot, pour « collaborateur robot ». Ce sont des bras articulés, de faible encombrement. Ils se posent sur une table et demeurent très passifs, servant pour l'essentiel à maintenir les instruments habituels de la cœlioscopie. Quand le chirurgien ralentit son geste, CoBot le sent et soutient sa main, afin d'éviter le tremblement physiologique. Il pourrait aussi tenir compte d'un modèle 3D, jumeau numérique du foie du patient, et recaler la position des instruments en fonction de ses calculs. Cela permettrait par exemple de définir sur le modèle des zones d'interdiction, des endroits que les instruments ne doivent absolument pas toucher. Si le chirurgien s'en approche, CoBot exercera une résistance pour le prévenir. Mais pour bien fonctionner, il faut qu'il puisse tenir compte des mouvements, des déformations subis par l'organe, et rectifier en temps réel la position de son modèle en fonction de la position du foie réel. C'est pourquoi, plutôt que de développer le CoBot lui-même, le Blok-Touch va commencer par y intégrer de véritables jumeaux numériques d'organes, et du foie en particulier.

Les jumeaux numériques

Les jumeaux numériques virtuels que je viens d'évoquer ont un défaut : ils sont rigides. Or, le foie n'est pas vraiment rigide comme un brocoli. Ni même comme deux brocolis. Le foie, ce serait plutôt deux brocolis mous (je crois que nous sommes ici allés au bout de l'analogie). Il se déforme quand on le soulève ou qu'on déplace le patient. Il faut donc que notre modèle numérique considère la déformation possible... Ce que l'on parvient à faire aujourd'hui. Au départ, l'astuce était de procéder exactement comme pour la *motion capture*, cette technique qui permet d'animer des personnages pour le cinéma et les jeux vidéo : un acteur sur fond vert enfile un costume criblé de petits repères et joue la scène, le tout filmé en numérique. L'ordinateur analyse le tout et projette le mouvement obtenu sur un squelette numérique, qui s'anime exactement selon les mouvements de l'acteur. Évidemment, il aurait été compliqué de faire enfiler un costume au foie des patients, alors on s'est d'abord rabattu sur une technique surprenante : on a collé de petites billes à la surface de l'organe, qui serviraient de repères à l'ordinateur et permettraient de considérer les déformations. Depuis, la technique a fait des progrès, une caméra particulière au-dessus du champ opératoire reconnaît automatiquement la surface du foie et nous sommes capables de recaler en temps réel le foie virtuel sur le foie réel[1]. Aujourd'hui, nous faisons ça en chirurgie ouverte, en exploitant les innovations du Blok-Viz pour faire apparaître le virtuel dans le réel. Demain nous le ferons sous cœlioscopie en l'intégrant au CoBot.

La communication

Un des aspects que j'ai évoqué plus haut en dressant la typologie des erreurs en chirurgie est la communication au sein de l'équipe. Le professeur Jean-Christophe Lifante, chirurgien à Lyon, a présenté une étude au Congrès francophone de chirurgie digestive en 2019 qui s'intéressait à l'impact de la connaissance (ou de l'absence de connaissance)

1. Golse N., Petit A., Lewin M., Vibert É., Cotin S., « Augmented Reality During Open Liver Surgery Using a Markerless Non-rigid Registration System », *J Gastrointest Surg*, 2020.

de ses résultats post-opératoires des mois précédents sur les résultats futurs d'un chirurgien. Une étude plutôt simple : il s'agissait de former deux groupes d'équipe médicale, un premier auquel on transmettrait, suite aux opérations que l'équipe effectuerait, un état de santé du malade opéré (mort, passage en réanimation, reprise chirurgicale, complications post-opératoires, etc.), et un deuxième groupe auquel cette information ne serait pas transmise, tout simplement. L'idée était ainsi de répondre à la question : qu'est-ce que l'information précise des suites opératoires apporte à l'équipe médicale ? Eh bien, dans les groupes qui bénéficiaient de l'information, on constatait à terme une diminution de 16 % du risque de mortalité post-opératoire. La conclusion évidente est qu'il faut que l'on puisse disposer de tableaux de bord pour suivre nos résultats au cours du temps. Que les équipes médicales disposent d'informations précises sur l'état de santé des malades qu'elles ont opérés.

Mais en creusant un peu le problème, en discutant avec les équipes qui avaient pris connaissance des résultats (celles qui constituaient le premier groupe), on s'est rendu compte qu'elles avaient avant tout cherché à résoudre les problèmes dans le « circuit patient », autrement dit les erreurs systémiques, les erreurs du point de vue de l'organisation du service, et pas tellement les erreurs dans leurs pratiques propres. Parallèlement, elles avaient également diminué le nombre d'opérations effectuées sur des patients compliqués, afin de rester dans les clous de l'enquête. Se sentant observées, les équipes médicales avaient privilégié la prudence plutôt que l'audace.

La communication des résultats demeure un outil important malgré tout, mais il faut tenir compte de ce biais qu'elle introduit. Les tableaux de bord de ce type sont très utilisés au Royaume-Uni. Cela correspond bien au financement de ce système de santé, très orienté statistiques. Mais d'autres problèmes apparaissent alors. Par exemple, des patients ne sont pas opérés alors qu'ils le devraient, parce que personne n'ose courir ce risque. Une bonne manière de réduire les effets de ce biais serait là encore de se reposer sur le collectif, qui doit protéger les individus qui le constituent, de manière à ne pas inhiber la prise de risque. Il faut passer de l'équipage, ce système où tous se tournent vers le capitaine quand ça tourne mal, à l'équipe, qui assume collectivement la décision prise et les responsabilités. Le chef, car il en faut toujours un, sera celui qui aura réussi à réunir l'équipe, non pas derrière, mais autour de lui, voire devant lui. Certaines opérations sont comme des voyages sur Mars, il faut que la fierté de participer à l'aventure soit plus forte que l'envie d'aller se coucher ou de partir en week-end.

Chapitre 6

La crise de la Covid

En février 2020, je me suis envolé vers Boston pour un congrès. Quand je suis revenu vers la fin du mois, la crise de la Covid était déjà sur nous. À Paul-Brousse, nous avons décidé de continuer les opérations dans un premier temps. Il n'y avait pas encore d'urgence, les lits étaient libres. Puis sont arrivés le confinement et l'augmentation de la charge de travail dans tous les hôpitaux d'Île-de-France. Très vite, les chirurgiens se sont regroupés en deux catégories, deux attitudes possibles face à cet inconnu. La première, l'enfermement. Chacun pour soi. Mon service, mes malades. La deuxième, l'ouverture. La crise nous dépasse, il faut jouer collectif. Mon institution, mon pays. Entre ces deux attitudes, la fracture a été presque générationnelle autour de moi. Certains considéraient que le bénéfice individuel devait primer, qu'il fallait opérer les patients parce qu'on le pouvait encore. De mon côté, face à cette situation particulière, je me disais que les patients Covid n'allaient pas tarder à débarquer, que ça arriverait très vite, et qu'il faudrait alors disposer d'un maximum de lits de réanimation. Or, mes opérations passent pour ainsi dire toutes par cette case du soin. Je ne pouvais plus faire comme avant. Il s'agissait de mon point de vue de préserver les chances au niveau collectif, d'organiser une médecine d'afflux qui ne suivait plus tout à fait les mêmes règles. Par ailleurs, j'entrevoyais autre chose : et si mes patients étaient infectés par le Sars-Cov2 sans que je le sache ? Quels seraient les risques ? Les pertes de chance individuelles ? On n'en savait encore rien.

À Paul-Brousse, nous nous sommes retrouvés obligés comme tout le monde de passer un maximum de patients en téléconsultation. L'infrastructure existait déjà depuis deux ans, c'est Ortif, une plateforme financée par l'ARS d'Île-de-France et qui s'appuie sur un logiciel développé par Acetiam. Grâce à lui, on peut télécharger des imageries médicales et procéder à des téléconsultations. C'était à l'époque un produit difficile à utiliser, un peu technique, mais Acetiam et Ortif ont fait beaucoup d'effort pour en faciliter l'accès au maximum lors de la crise, avec d'excellents résultats : sept mille comptes créés sur la période.

Ça ne suffisait pas, bien sûr. La téléconsultation ne répond pas à tous les problèmes.

CoviTrans

Ma conclusion était que je ne pouvais plus opérer, alors je me suis organisé autrement. Je me suis rendu utile là où je pouvais encore l'être, en développant, comme j'ai toujours essayé de le faire, des solutions qui permettraient de rationaliser les pratiques et d'éviter les erreurs inutiles, les erreurs de planification, mais cette fois au niveau régional, au sens de l'organisation générale des soins. J'ai coordonné le développement d'une plateforme logicielle de transfert de malades : CoviTrans.

Au début de la crise, la qualité de nos diagnostics était déplorable. Les tests donnaient entre 30 et 40 % de faux positifs ou négatifs. Nous ne savions rien de la maladie, de son histoire naturelle. Le meilleur expert mondial sur le sujet avait deux mois d'expérience. Nous venions tout juste de comprendre la répartition des cas de grave sur la pyramide des âges et le problème des comorbidités, en particulier le diabète et l'obésité, mais surtout les risques de décompensation, ces malades dont l'état se dégradait très subitement et qui risquaient la mort s'ils n'étaient pas au bon endroit, au bon moment. Dès que le patient devenait symptomatique, les réactions pulmonaires pouvaient devenir inflammatoires : ce n'était alors plus le virus le problème, pour lequel de toute façon nous n'avions pas de traitement. Le patient décompensait, dérapait, en raison de sa *réaction* à l'infection. C'est là que je pouvais intervenir. Il fallait pour eux organiser le juste soin, autrement dit la possibilité de placer le patient en réanimation en un temps très court. Mettre ces malades qui décompensent le plus proche possible de l'endroit qui les sauverait.

C'est François Crémieux, directeur adjoint de l'AP-HP, qui le premier, constatant que les chirurgiens ne pouvaient plus opérer, leur a demandé d'aider aux transferts de ces malades « non réanimatoires ». Yann Parc (président du Syndicat des chirurgiens des hôpitaux) a dit oui, rapidement rejoint par François Haab, un urologue du secteur privé. C'était très artisanal au début, une petite cellule de cinq ou six personnes chargées d'aider à la bonne répartition des cas que les hôpitaux leur faisaient remonter : la cellule CoviTrans était née. L'objectif était d'organiser le transfert des malades de région parisienne en fonction de leur proximité relative à un lit de réanimation. Les places étaient ainsi classées en lits tièdes (proche d'un lieu de réanimation) et lits froids (loin). À J + 8 des admissions, le risque de décompenser chutait. L'idée était alors de déplacer ces malades sortis d'affaire de manière à libérer les lits tièdes pour les patients à risque.

Rapidement, des centaines de mails sont venus s'accumuler dans la boîte prévue à cet effet. Les formulaires étaient remplis au petit bonheur, selon des critères différents. Il fallait optimiser tout ça, et vite. C'est là que j'ai pu mesurer la réactivité des soignants. Deux cent cinquante chirurgiens, du public comme du privé, et même des étudiants sont très vite arrivés en renfort. Du côté des organisateurs, dont je faisais partie, j'ai trouvé en Laurent Tréluyer, responsable de la direction des services informatiques de l'AP-HP, une aide précieuse. Il nous a hébergés sur le campus de Picpus, habituellement réservé à l'informatique et à la formation du paramédical, qui est devenu le lieu de rassemblement des volontaires. Laurent Tubiana, le responsable du développement logiciel, a développé l'application en une dizaine de jours. Chaque établissement y disposait de son accès et pouvait y remplir une fiche structurée pour chaque malade. Celle-ci arrivait sur le tableau de bord du régulateur qui fournissait ensuite l'ensemble des données de lits disponibles, classés en tièdes et froids. La régulation est ainsi devenue très professionnelle, en temps réel, au plus près des besoins. Les demandes étaient renseignées : en attente, admis, transféré, et tout était disponible pour tout le monde. L'information était transmise aux sociétés d'ambulance chargées du transport.

Il y a eu trois versions de l'application, même si la troisième était déjà moins nécessaire, la crise refluant sous l'effet du confinement. Mais ce logiciel sera probablement utilisé de nouveau, à l'échelle des régions, pour le transfert des malades. Peut-être aussi au niveau des hôpitaux, pour organiser le brancardage, par exemple. C'est la crise qui a accéléré ce développement. Ce sont nos erreurs initiales, que nous avons accepté de regarder en face et de corriger le plus vite possible, et le plus publiquement possible. Les échanges ont été riches, sur le système de santé au sens large. C'était un moment singulier, dont les traces, malgré la tragédie, m'ont laissé de l'espoir. Cette maladie, cette catastrophe, ce drame recelait aussi des opportunités.

Opérer des malades, opérer des maladies

Certains de mes collègues décidaient de ne pas effectuer de PCR avant d'opérer, parce que le test n'était pas assez sensible. Ces gens-là vivent dans la nuit. Ils préfèrent ne rien voir plutôt que naviguer à vue. La phrase qui revient le plus dans leur bouche, qui résume bien cette situation, c'est celle-ci : « J'opère des malades, pas des maladies. » L'idée, c'est que chaque patient est tellement particulier qu'il serait inutile de chercher des protocoles généraux.

Quand on commençait à rentrer dans la crise, j'avais lancé un sondage auprès de mes collègues afin d'anticiper un éventuel tri, que je sentais venir. Je leur ai demandé s'ils étaient prêts à définir la liste des maladies qui détermineraient leurs priorités. La plupart n'ont même pas répondu. Parmi ceux qui l'ont fait quand même, plus de la moitié était totalement contre. « J'opère des malades, pas des maladies. » Le cas particulier devait primer, le risque s'évaluer de manière individuelle. La phrase m'interpelait car elle illustre bien l'état d'esprit chirurgical. Le chirurgien est un artiste. J'opère. Pas « on ». « Je ». Et il sait déterminer s'il en sera capable ou pas. Seul. C'est le même genre d'attitude que face à l'erreur, le genre d'attitude que ce livre essaye de combattre à son modeste niveau. Il faut cesser de considérer que la singularité des patients est indépassable et qu'elle nécessite une prise de décision centrée sur l'intuition du chirurgien. Je suis le premier à dire que l'audace est nécessaire, que l'audace fait avancer. Il faut être audacieux. Il faut prendre des risques, les risques sans lesquels une technique n'avancera jamais. Mais quand on le fait, quand on les prend, il faut l'écrire. Il faut le crier. En informer tout le monde. Assumer. Les documenter au mieux. C'est à ce prix que la science avance. Car c'est ainsi qu'on remplira les bases de données d'informations, d'opérations filmées, de décisions commentées et comparées à leurs résultats. Et c'est ainsi qu'on parviendra à mesurer de mieux en mieux les risques et à affiner nos décisions en conséquence. C'est ainsi que l'erreur chirurgicale, plutôt que de s'arrêter au niveau du drame, deviendra aussi l'opportunité d'un progrès.

La bonne nouvelle, c'est que parallèlement à ces débats animés avec certains de mes collègues, je suivais de très près une des solutions à mes problèmes. Un autre chantier essentiel recevait en effet, à la faveur de cette crise, un bon coup d'accélérateur lui aussi : l'entrepôt de données de santé de l'AP-HP, l'EDS. L'entrepôt existait depuis deux ans, il donnait déjà accès à une belle puissance statistique pour la recherche à l'AP-HP, archaïque depuis trop longtemps. Mais il s'agissait de l'adapter à la situation de la Covid, et vite. C'est là que j'ai été particulièrement fier de mon institution, car elle a abouti. Élisa Salamanca, la directrice de l'EDS, a de son côté réussi un tour de force remarquable, qui consistait à stocker toutes les données de manière très organisée dès le début de l'épidémie. Elle a mis en place un lien essentiel, celui entre Orbis, le dossier médical informatisé du quotidien, axé sur les soins et bien connu des hôpitaux, et l'EDS, qui à l'origine était un outil de recherche plutôt obscur.

Pour l'AP-HP, l'EDS sera probablement le meilleur de ce qui restera de la crise de la Covid, même si les gens ne le savent pas encore. Initialement conçu pour la recherche, l'EDS est devenu un remarquable outil de pilotage de gestion de crise. Dès le début, la « bonne idée » a été de remonter dans l'EDS toutes les informations des malades ayant eu une PCR positive à l'AP-HP. À ce jour, les données cliniques, biologiques et radiologiques de plus de vingt mille patients ont été stockées dans l'EDS. Une partie de ces données a permis de suivre la crise en temps réel. Outre ces « autoroutes de l'information médicale », des statisticiens ont fabriqué des outils de visualisation et des spécialistes de l'IA ont utilisé des méthodes sémantiques pour extraire des données structurées à partir du texte libre des observations médicales et des comptes rendus d'examens. Comme pour le reste, l'union sacrée a merveilleusement fonctionné dans le domaine de l'informatique médicale pour fabriquer probablement la base de données la plus riche dans le domaine de la Covid à l'échelle européenne, peut-être mondiale.

Outre le tableau de bord en temps réel, le *Covid-19 dashboard*, que produit l'EDS depuis le début de cette crise, va nous permettre de décrire la Covid qu'on connaît encore bien mal aujourd'hui. Comme toutes les nouvelles maladies, nous l'avons traitée par analogie avec d'autres mieux connues.

Nous avons fait rentrer les malades dans des « cases mentales » préétablies, échafaudées pour d'autres maladies. C'est en analysant les données de ces milliers de malades que nous avons observés et soignés, en les faisant rentrer dans ces « cases », que nous apprendrons de nos errements, de nos erreurs ou de nos « coups de bol ».

Grâce à ces données, nous avons pu répondre à des questions fondamentales, en particulier celle du risque d'opérer un patient Covid +, le risque *individuel*. Des articles venus d'Asie évoquent une morbidité post-opératoire de 25 % lorsqu'on opère un patient qui incube la Covid. Mais c'est une analyse sur 36 malades sans aucune comparaison avec un groupe de malades Covid négatifs. Avec l'EDS, nous avons pu quantifier le risque de la chirurgie, évaluant la mortalité et les complications respiratoires par l'analyse des suites opératoires de 6 740 malades opérés pendant la période de confinement, dont 656 patients Covid + (bien loin des 36 de l'étude précédente) qui, en plus, ont pu être comparés aux 6 212 Covid négatifs opérés pendant la même période. Nous ne sommes pas allés lire les dossiers de 6 740 malades : c'est l'exploitation du codage des actes chirurgicaux et des maladies, ainsi que de logiciels capables de trouver des informations dans du texte libre, qui a fonctionné. Hier, on ne savait pas. Maintenant, on sait que le risque de mortalité après chirurgie est 4,4 fois plus important chez un patient asymptomatique qui incube la Covid que chez un patient non infecté. Alors que l'épidémie revient, nos décisions sont aujourd'hui plus éclairées.

Risque individuel, risque collectif

La crise a eu cette particularité d'enseigner à tout le monde les liens qui existent entre le risque individuel et le risque collectif. À l'échelle individuelle, le risque que pose la Covid est relativement faible. Le seul risque véritable est collectif : en laissant la maladie se répandre sans frein, non seulement on expose soi-même des individus à risque, mais en plus on surcharge les services hospitaliers de cas dont la vie n'est pas menacée, mais qui nécessitent tout de même des soins, si bien qu'on pourrait priver de soins indispensables d'autres malades, qui eux risqueraient réellement leur vie. Ce n'est pas du tout pareil que pour le cancer, dont les risques ne se comprennent qu'à l'échelle individuelle. C'est même encore différent que pour le VIH, dont les facteurs de risque sont correctement identifiés depuis longtemps et contre lesquels une protection, si ce n'est parfaite, du moins excellente, est possible. La diffusion massive du Sars-CoV2 responsable de la Covid rend ces raisonnements caducs, ce qui effraie. Parmi les médecins, ceux qui avaient privilégié dans un premier temps le raisonnement « mes patients d'abord » n'ont pas tardé à voir certains de leurs proches venir peupler les services de réanimation à leur tour. Tous ont compris à cette occasion la nécessité de libérer les lits, autant que faire se pouvait.

Cette prise de conscience, le ralentissement de l'épidémie grâce au confinement, l'augmentation énorme du nombre de lits de réanimation et la bonne organisation des transferts de malade ont évité le pire. En France, il n'y a pas eu besoin de médecine de guerre lors de la première vague. Les médecins n'ont pas été forcés de choisir qui de leurs malades recevraient leurs soins. Tout le monde a été réanimé.

Cependant, le confinement est un sport de riches. Les ménages qui ont besoin de travailler pour se nourrir, les entreprises au bord de la faillite, et l'État qui finance tout ça sont d'accord là-dessus : ça ne pouvait pas durer éternellement. Même sur le plan chirurgical, les effets secondaires de la Covid seront peut-être plus graves que la Covid elle-même. Au cœur de la crise, les hôpitaux étaient vides. Entre février-mars 2019 et février-mars 2020, les opérations de l'appendicite ont diminué de 74 %. Mes consultations pour des cancers du foie, de 50 %.

Faisait-on trop d'opérations avant le confinement ? Des facteurs environnementaux entrent-ils en jeu ? Peut-être. Il n'est pas impossible que le confinement réduise les inflammations. Mais pour les cancers ? La vraie raison, c'est que les malades ont eu peur de se rendre à l'hôpital, peur de faire des examens, et que certains ont dû attribuer instinctivement des symptômes comme l'asthénie à la Covid, quand il s'agissait de cancers en réalité. Notre système était tout à fait capable de les prendre en charge à la sortie du confinement. Il est regrettable qu'il ne l'ait pas fait. D'autant plus regrettable que cette diminution du nombre de malades risque de se répercuter sur les mois à venir, qui se traduiront par une surcharge dans les services de maladies plus évoluées, prises trop tard, qui nécessiteront des soins plus lourds, des réanimations, le tout pendant une nouvelle vague épidémique.

Et après ?

Avant la gestion de crise de la Covid, l'AP-HP faisait face à une défiance, défiance des soignants à l'égard du personnel administratif, considérant que ce dernier accompagnait le gouvernement dans l'enterrement de l'hôpital public. Après une « grève du codage », qui consistait à ne plus transmettre nos faits et gestes à l'administration, plusieurs chefs de service ont même « démissionné » de leurs activités administratives... L'immense élan de solidarité qu'a généré la crise a mis tout le monde d'accord.

L'AP-HP est une institution au sein de laquelle tout le monde a activement contribué à sauver le monde. À tous les échelons. Le personnel soignant et le personnel administratif ont participé, réfléchi et agi ensemble, dans ce but commun. Nous avons vécu une union sacrée, dans laquelle la hiérarchie administrative et hospitalo-universitaire s'est aplanie, ce qui a permis de révéler de formidables leaders, qui n'étaient pas toujours les chefs de service. Même les chirurgiens, les « grands bourgeois » que nous sommes habituellement, sont allés en réanimation pour y tourner et retourner les malades, pratiquer des gestes qu'il leur a parfois fallu apprendre ou réapprendre. Les directions générales, régionales ou locales ont parcouru les hôpitaux toute la journée pour regarder, voir, écouter, faire... Elles ont remonté le moral des troupes, nous ont fait part de leurs inquiétudes sur le nombre de lits au cœur de la tempête et nous ont apporté des croissants dans les cellules de régulation du campus de Picpus le dimanche matin...

C'est cette « union sacrée » qui a fonctionné. Nous avons trouvé des places en réanimation et chaque hôpital a su, avec rapidité et agilité, se repenser, se réorganiser et agir localement autour d'un responsable de crise qui n'avait pas à se battre contre les ego habituels et disposait de moyens financiers, et surtout humains, inégalés jusqu'à ce jour... Pendant cette crise, la Fondation de l'AP-HP a reçu plus de vingt-cinq millions d'euros de dons. De nombreuses organisations solidaires se sont constituées et mobilisées autour des soignants, notamment le groupe WhatsApp « ProtègeTonSoignant » qui a distribué gratuitement des tonnes de matériel. Hors de l'AP-HP, sept mille six cents bénévoles sont venus nous aider.

Demain, évidemment, les choses seront différentes. Nous retrouverons les difficultés d'hier. Alors, par pitié, gardons le meilleur de cette crise et essayons de tirer les enseignements des découvertes qui ont émergé au hasard de cette catastrophe. L'analyse centralisée d'une information transparente sur le nombre de malades et le nombre de lits disponibles en temps réel permet à l'action locale de s'exprimer de manière extrêmement efficace : découverte ! Par instinct de survie, l'intelligence collective, au travers de centaines de réunions et d'un outil formidable, l'entrepôt de données de santé (EDS) de l'AP-HP, a su s'exprimer : découverte !

Que nos décisions aient été bonnes ou mauvaises, nous analyserons leurs causes et leurs conséquences.

Nous comprendrons une fois de plus que notre « réalité » n'est souvent qu'une interprétation et que nos décisions sont bien souvent entachées de dogmes et d'innombrables biais cognitifs. Notre plus grande intelligence sera de l'admettre. Ce sera d'autant plus facile si nous avons répondu « je ne sais pas » plutôt que « oui » ou « non » à toutes les questions que nous nous posions pendant la crise.

Aujourd'hui pour la Covid, comme demain pour le reste, si les informaticiens fabriquent l'outil qui stocke et restitue de l'information, ils ne produisent pas la connaissance, qui exige l'intervention des cliniciens. La connaissance est une information mise en contexte, je l'ai déjà dit. Il est ainsi nécessaire que tous les soignants de l'AP-HP connaissent et puissent avoir accès à l'EDS afin que la production du savoir soit collective, et son accès généralisé. Cet outil ne doit pas rester réservé à un petit club de « happy few ». Ce serait une nouvelle forme de défiance. C'est le devoir des chefs de service et des départements médico-universitaires de s'approprier les outils de la modernité pour que l'information diffuse de toutes parts.

À l'AP-HP comme ailleurs, nous sortirons de nos difficultés par la transparence. L'EDS est un outil à son service, qui nous permettra d'évaluer la qualité des soins, en plus de faire de la recherche en apprenant du hasard, de nos erreurs et de nos succès. C'est cette transparence qui permet la confiance, la décentralisation des décisions, la diminution de la bureaucratie et la réalisation rapide de l'action.

Comme à l'AP-HP, c'est l'accès à l'information, l'intelligence de la lecture des événements et la transparence qui feront disparaître la défiance et ressouderont nos sociétés. « La tête est ronde pour que les idées puissent changer de direction », disait Francis Picabia. Restons optimistes, pour que cette crise ne soit pas qu'un traumatisme, mais qu'elle nous révèle aussi des opportunités.

Pour finir...

Les décisions médicales sont de plus en plus induites par les statistiques, mais les malades sont toujours autant de cas particuliers. La chirurgie conserve ainsi sa spécificité et sa force, de même que la recette de son succès, qui est un mélange d'audace et de lucidité. Pour pouvoir continuer à explorer des pistes, à apprendre d'une situation inédite pendant la chirurgie, à tirer profit du hasard, nous devons apprendre la transparence. Cette transparence à l'égard de nos décisions, de nos actes et de nos résultats, pour qu'elle ne soit pas subie, devra se développer dans les deux mondes, académique et privé. De leur côté, les assureurs, plutôt que de faire payer l'erreur, devront concevoir leur rôle autrement : il s'agira pour eux de financer la sécurité. L'avenir de la chirurgie passera par une transformation des esprits pour une meilleure utilisation de la technologie et donc par la mise en place, non pas d'une intelligence artificielle pour remplacer le chirurgien, mais d'une intelligence chirurgicale augmentée dans un univers résilient et bienveillant. La véritable innovation de rupture ne sera pas technologique, elle sera humaine. Il faudra que nous acceptions d'être augmentés, sans avoir peur d'être remplacés.

Aujourd'hui, la chirurgie est encore pour beaucoup un art. Évidemment, nous soignons des malades avant tout. Mais, depuis toujours, nous apprenons et nous décidons sur des statistiques, des scores, des modèles prédictifs. Soutenir le contraire revient à nier toutes les recommandations de nos sociétés savantes, toutes nos lectures et toutes nos publications. Derrière la vision artistique, il y a l'homme d'expérience qui a déjà « eu un malade comme ça ». Le grand chirurgien et son équipage. C'est l'art de la chirurgie, qui se transmet de maître à élève dans le secret du bloc opératoire. C'est la tradition orale, où bizarrement subsistent plus de succès que d'échecs. C'est le monde où l'on confond l'erreur et la faute, où l'on ne dit pas « je ne sais pas », mais « on ne sait pas ». C'est le monde auquel je n'appartiens pas et que j'espère voir disparaître.

Opérons des malades, oui, mais prenons des décisions éclairées par les données. Pas celles des malades du siècle dernier : celles d'aujourd'hui. Nos cerveaux ne sont pas capables d'intégrer toute la complexité de nos problèmes ? Ça tombe bien, les ordinateurs sont là pour ça. Le rôle des informaticiens sera de fabriquer des algorithmes capables de justifier leurs résultats. Le nôtre, d'inventer les instruments de mesure et de définir des objectifs.

Ne déterminons pas une liste rigide d'opérations à faire ou à ne pas faire en situation de pénurie, soit. Mais donnons-nous les moyens de répondre à la nécessité d'une équité. L'équité consiste à compenser les inégalités intrinsèques. Pour ça, il faut des instruments de mesure et des objectifs. Ce sont ces outils, la transparence et la bienveillance, qui mèneront au juste soin en chirurgie. Évidemment, c'est un chantier immense, d'une terrible complexité. Mais si ce n'est pas la meilleure solution, c'est probablement la moins mauvaise. Et définir des outils de mesure, des objectifs, et imposer la transparence, n'est-ce pas aussi ce qu'il faudrait faire pour aboutir au juste financement des établissements de santé, en alternative à la tarification à l'acte et au budget global ? Je crois que c'est la direction du Ségur de la santé. Je reste optimiste, je suis chirurgien.

Remerciements

À Nina, d'exister.
À mes enfants, Théo, Émile et Zoé, d'être singuliers et immortels.

À Julien, Denis, Louis, Laurent et Christophe, d'être mes amis depuis presque toujours.
À Brigitte Maccioni, de m'avoir fait entrer dans son univers.
À mes parents, le Pr Jean-François et le Dr Marie-Rose Vibert qui m'ont « surélévé ».
À Bichette, ma grand-mère, qui m'a fait aimer les « révolutionnaires ».

À tous ceux qui m'ont appris à « penser contre moi-même ».

Et à Benjamin Peylet, pour ces discussions qui m'ont fait réfléchir et qui m'a aidé à la rédaction de ce livre.

Table

Composition et mise en pages
Nord Compo à Villeneuve-d'Ascq

CET OUVRAGE
A ÉTÉ ACHEVÉ D'IMPRIMER
SUR ROTO-PAGE
PAR L'IMPRIMERIE FLOCH
À MAYENNE EN JANVIER 2021

N° d'impression : 97614
Imprimé en France